# DEPURACIÓN
# NATURAL

# DEPURACIÓN NATURAL

Dra. Christina Scott-Moncrieff

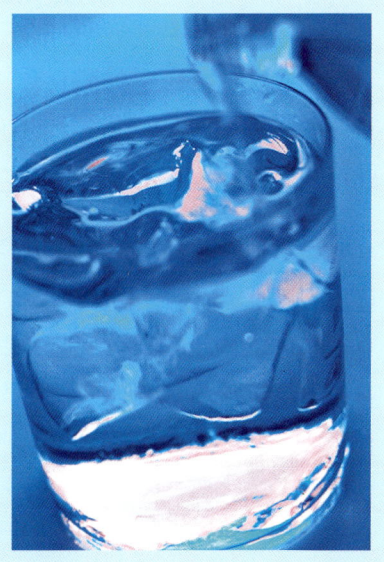

## PROGRAMAS, DIETAS Y PLANES DEPURATIVOS PARA RENOVAR SU ORGANISMO

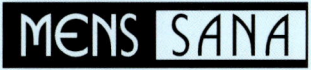

*Depuración natural*

Título original: *Detox*
Primera edición: septiembre 2002

Copyright © Collins & Brown Limited 2001
Copyright del texto © Christina Scott-Moncrieff 2001
Copyright de las fotografías: véase pág. 126

Copyright © para la edición española Parramón Ediciones, S. A., 2002
Gran Via de les Corts Catalanes, 322-324
08004 Barcelona

Traducción: Martí Mas

ISBN: 84-342-3044-5

Impreso en China

Prohibida la reproducción total o parcial de esta obra mediante cualquier recurso o procedimiento, comprendidos la impresión, la reprografía, el microfilm, el tratamiento informático o cualquier otro sistema, sin permiso de la editorial.

**NOTA IMPORTANTE:**
La información contenida en este libro no pretende sustituir el consejo de un médico.
Cualquier persona que padezca alguna afección que requiera atención médica,
o que experimente síntomas que le preocupen, debe acudir a un profesional cualificado.

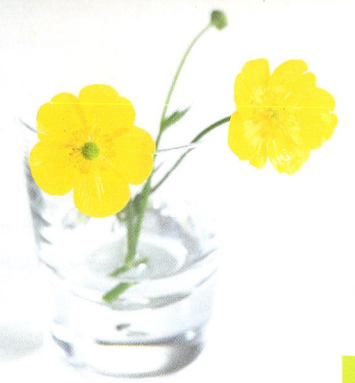

# sumario

Introducción  6

## PRIMERA PARTE

¿Qué significa depurarse y quién lo necesita?  8

¿Qué significa depurarse?  10

Factores del estilo de vida  14

Deterioro y recuperación  16

El sistema depurativo  18

Cuestionario: nivel de toxicidad  22

¿Qué conlleva la depuración?  24

## SEGUNDA PARTE

Cómo depurarse  28

Programas de depuración  30

Adicciones: depuración química  34

Programa de Limpieza en 30 días  44

Plan intensivo opcional  48

Semanas 1 a 4  50

Depuración en 9 días  58

Programa de fin de semana  64

Miniayunos y monodietas  70

Hierbas y ayudas  74

Superhortalizas  78

La fruta favorece la depuración  79

Suplementos nutricionales  80

Efectos secundarios  82

Candidiasis  86

Alergias e intolerancias  88

Ejercicio  90

Yoga  92

Hidroterapia  94

Depure su mente  98

Relajación  100

Meditación y visualización  102

Purifique su entorno  104

Purifique su hogar  106

Limpiar sin toxinas  108

## TERCERA PARTE

¡Manténgase depurado!  110

Bajo nivel de toxinas  112

Manténgase en forma  114

Alimentos de alto valor nutritivo  116

Vitaminas y minerales  122

Índice de términos  124

Créditos de las ilustraciones  127

# Introducción

La depuración es útil para todos, es decir, para todos aquellos que deseen tener energía física, paz interior, control sobre sí mismos y la libertad de elección que proporciona el bienestar físico y mental.

Depurarse significa mejorar nuestra calidad de vida, y no sólo físicamente, sino también mental y emocionalmente. Las estadísticas anuales nos indican que las personas cada vez vivimos más. La revitalización permite mejorar la calidad de vida durante esos años de más.

¿Por qué nos sentimos alicaídos tan a menudo? ¿Por qué parece que nos falta energía, padecemos dolores persistentes o tenemos que soportar otras molestias? Sensaciones como «no tener control sobre uno mismo» o «estar cansado todo el día» son síntomas que no suelen describirse en los tratados de medicina, pero cada vez se escuchan más en las consultas de todos los médicos y los profesionales sanitarios.

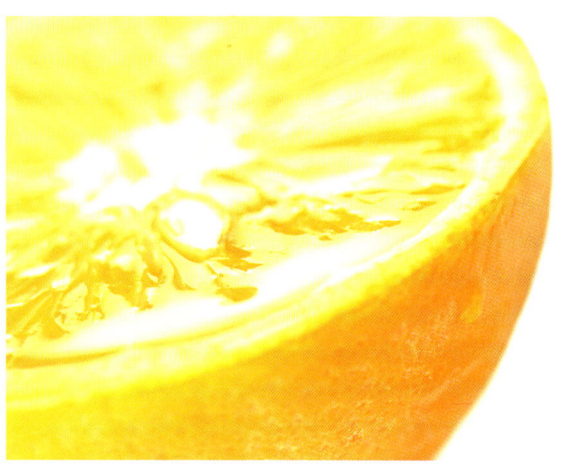

### CÓMO NOS AFECTAN LAS TOXINAS

La respuesta reside en las «toxinas», las sustancias químicas del organismo que no han sido «desintoxicadas», que no se han convertido en sustancias inofensivas. Algunas toxinas se deben al mundo actual, cada vez más contaminado, y otras responden a una mala alimentación, que no proporciona al organismo las sustancias que éste necesita para realizar con eficacia sus funciones de eliminación normales. Estas toxinas pueden afectar a nuestra capacidad mental, producir síntomas físicos, como agotamiento o dolor de cabeza, y generar trastornos emocionales, como ira, frustración y sentimientos de tristeza e de impotencia.

### TODOS NOS PODEMOS BENEFICIAR

Las personas que presentan esos síntomas no deben resignarse, puesto que la depuración les brinda la oportunidad de tomar las riendas de su salud y de su estado general. Los beneficios suelen ser palpables y a menudo la mejoría alcanza un grado sorprendente. Además, se puede elegir entre realizar un gran esfuerzo para obtener resultados rápidos o bien introducir los cambios progresivamente para que encajen en una agenda apretada. Si se opta por este enfoque paulatino, es probable que la mejoría resulte casi imperceptible; por ello, el paciente puede seguir su progreso mediante el sistema de puntuaciones obtenidas en el cuestionario de las páginas 22 y 23. Conviene repetir el cuestionario cada pocos meses.

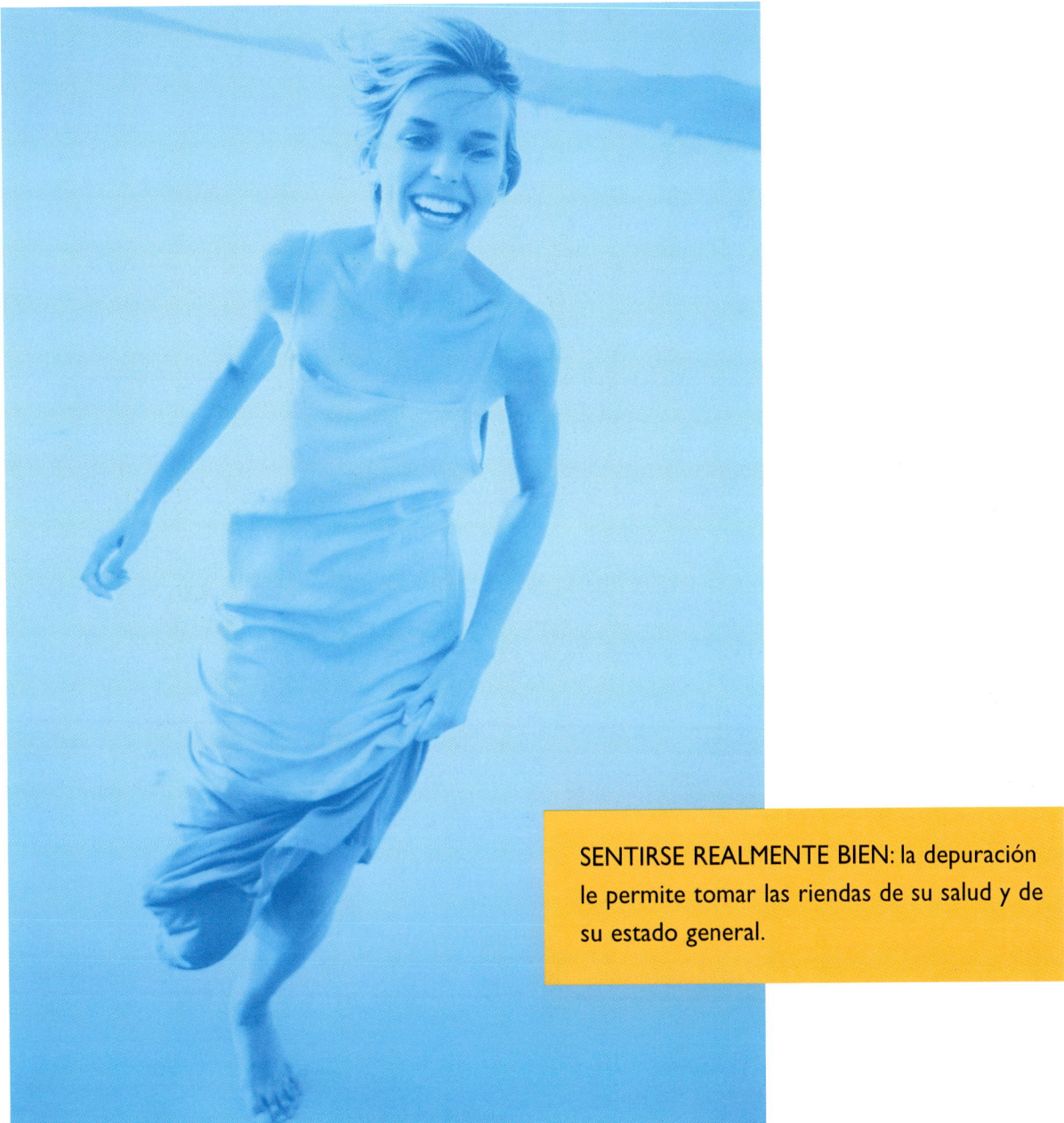

**SENTIRSE REALMENTE BIEN:** la depuración le permite tomar las riendas de su salud y de su estado general.

## EL PROGRAMA DE DEPURACIÓN

El seguimiento de un programa depurativo reduce la cantidad de toxinas que entra en el cuerpo y ayuda al organismo a deshacerse de ellas mediante una mejora de la nutrición y de la eliminación de los residuos. En estas páginas se ofrecen programas que permiten mantener el ritmo de trabajo habitual y otros que requieren un breve aislamiento del mundo exterior. Asimismo, se explica cómo adoptar un estilo de vida libre de toxinas con el fin de aumentar el bienestar y la energía. Si el lector padece alguna afección o síntoma que no haya puesto en conocimiento de su médico, debe pedirle consejo antes de iniciar cualquier programa.

# PRIMERA PARTE

# ¿Qué significa depurarse y quién lo necesita?

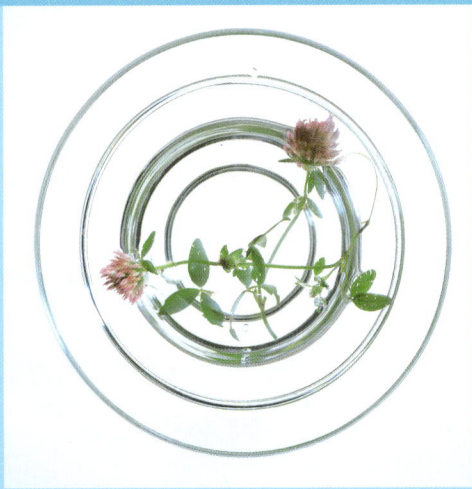

La salud es algo más que la ausencia de enfermedades: es bienestar.

# ¿Qué significa **depurarse**?

Casi todos estamos expuestos diariamente a sustancias químicas naturales que pueden dañar o irritar nuestro organismo. La depuración ayuda a eliminar esas toxinas y nos proporciona salud y bienestar.

El mundo no es un lugar acogedor. A diario estamos expuestos a agentes químicos nocivos y a otras sustancias tóxicas que pueden dañar o irritar nuestro organismo, a menos que los expulsemos o los depuremos para convertirlos en otras sustancias más inocuas. Todas las células del organismo contribuyen a este proceso de purificación que consiste básicamente en la eliminación de los residuos.

La acumulación de basura en la calle o una alcantarilla que rebose constituyen riesgos para la salud. Del mismo modo, cuando nuestro sistema depurativo no da abasto, se produce una acumulación de desechos en el organismo que, en el mejor de los casos, nos produce abatimiento, y puede incluso provocar enfermedades.

### TOXINAS NATURALES

Como parte del proceso evolutivo, nuestro organismo ha aprendido a defenderse de las toxinas naturales convirtiéndolas en sustancias inocuas y eliminándolas lo antes posible. Se expulsan a través de las heces, la mucosidad, la bilis, la orina, el sudor, las lágrimas e incluso el pelo y las uñas.

Pueden producirse toxinas naturales en el organismo cuando, por ejemplo, éste combate una infección, afronta los efectos bioquímicos del estrés o simplemente realiza tareas rutinarias de reparación y mantenimiento. El término «bioquímica» significa «química de la vida». Para mantenerse vivo y sano, nuestro organismo controla constantemente los procesos bioquímicos internos y trata de eliminar las sustancias químicas nocivas que aparecen.

También existen toxinas naturales en nuestro entorno. Por ejemplo, muchas plantas producen sustancias tóxicas para protegerse contra los depredadores. Aunque hemos aprendido a evitar las plantas altamente venenosas contra las que nuestro organismo no podría combatir, muchas de aquellas que consumimos a diario contienen sustancias que pueden matar pequeños insectos, como las orugas. Si nuestro sistema depurativo funciona adecuadamente, debería ser capaz de eliminarlas sin ningún problema.

### ¿POR QUÉ NUESTRO ORGANISMO NO SIEMPRE ES CAPAZ DE DEPURARSE CON EFICACIA?

Una de las causas habituales de que nuestro organismo se vea abrumado por las toxinas es una dieta poco sana, que carece de muchos nutrientes esenciales. A la vista de los miles de productos de alimentación diferentes que se encuentran en los supermercados, esto puede parecernos sorprendente, pero es cierto.

En Occidente hemos sacrificado la calidad por la comodidad. Muchos alimentos envasados han perdido nutrientes esenciales. En ocasiones, estos nutrientes se eliminan intencionadamente para retrasar la caducidad del producto o por otros motivos, entre los que se incluyen las exigencias del consumidor. Por ejemplo, muchas personas prefieren consumir pan blanco, aunque en el proceso de refinado de la hari-

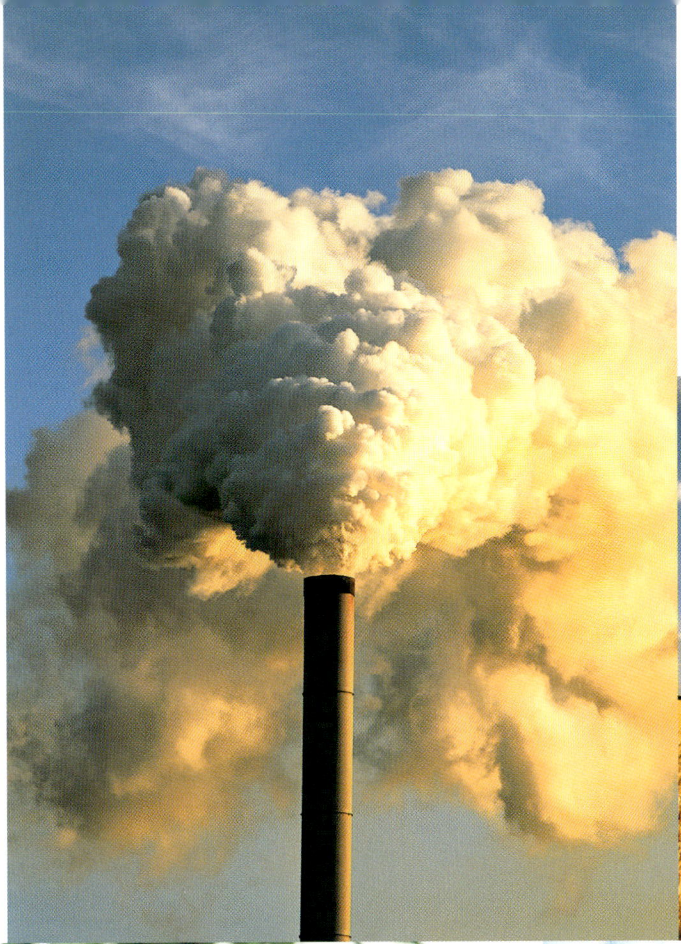

¿Qué significa depurarse? 11

La depuración y el seguimiento de una buena dieta pueden ayudar a nuestro organismo a combatir la acumulación de toxinas nocivas procedentes de la contaminación del aire, los pesticidas y los fungicidas.

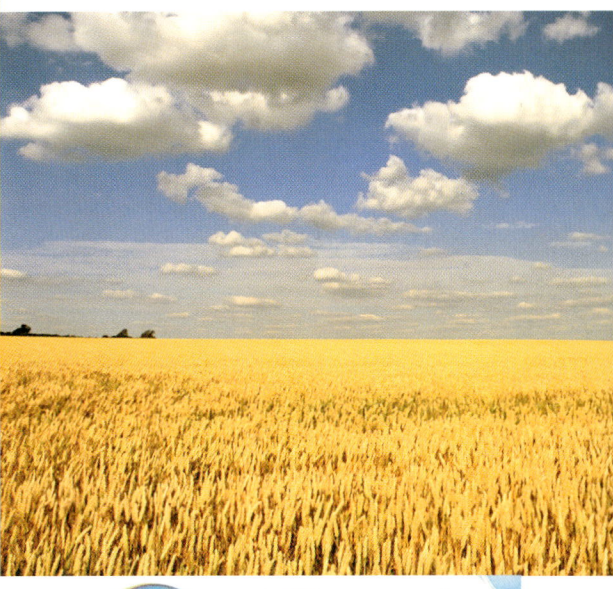

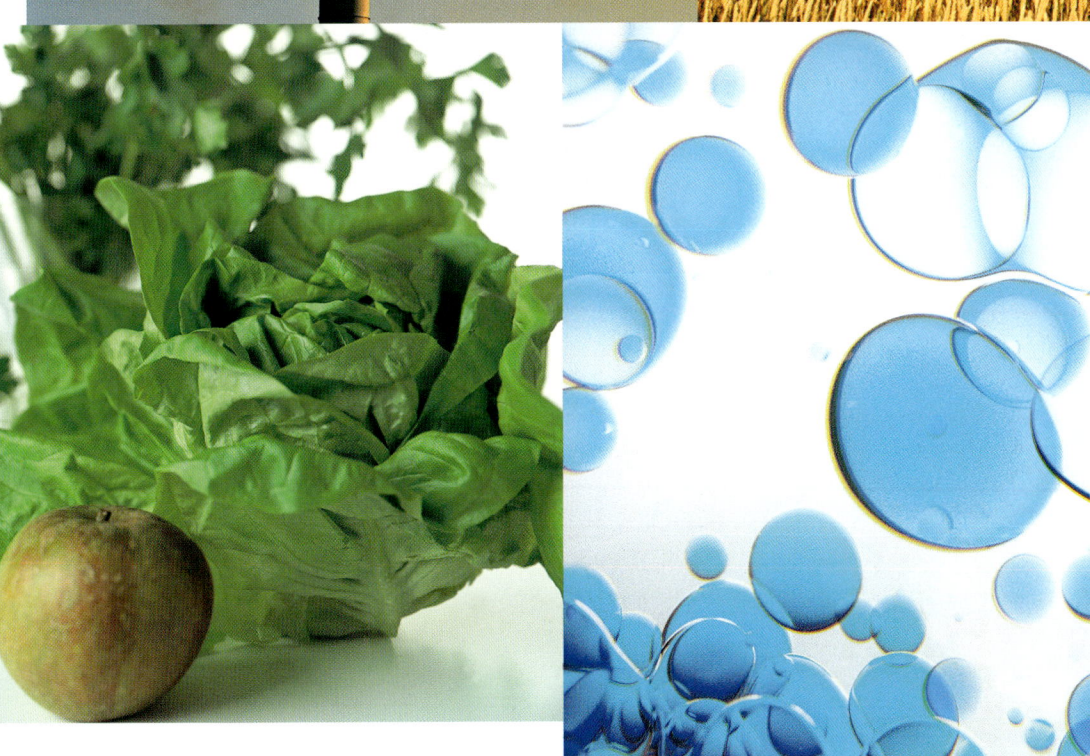

na se elimine el 90 por ciento de su magnesio, un mineral esencial para la depuración eficaz del organismo. Sin embargo, no podemos responsabilizar totalmente a la industria alimentaria de las pérdidas de nutrientes que resultan de los largos períodos de almacenamiento: si un establecimiento vende frutas y hortalizas frescas pero sólo compramos en él una vez a la semana y dejamos los alimentos varios días en la nevera, éstos pueden perder vitaminas esenciales.

Como resultado de estos cambios se pierden varios nutrientes esenciales, con lo que nuestro sistema depurativo no puede eliminar con tanta eficacia todas las sustancias nocivas que entran en el organismo. Es como si contratáramos a basureros para que vaciasen los contenedores de la ciudad y, en vez de proporcionarles camiones de recogida automatizados, les diésemos carros. Aunque trabajasen a pleno rendimiento, su esfuerzo sería muy poco eficaz.

## LA CONTAMINACIÓN ES UN PROBLEMA AÑADIDO

Desde mediados del siglo XX, estamos cada vez más expuestos a infinidad de nuevas sustancias que produce la industria química. Estas sustancias pueden introducirse en el organismo mediante la ingestión, la inhalación o la absorción por la piel. Pocas tienen una utilidad una vez dentro del organismo, por lo que nuestro sistema depurativo debe convertirlas en inocuas. Los especialistas emplean a veces el término «carga total» en referencia a la «carga» que supone la exposición a tantas toxinas.

La mayoría de los alimentos que consumimos actualmente contienen pequeñas cantidades de pesticidas, fungicidas y herbicidas artificiales. Aunque el uso de esas sustancias está estrictamente controlado en casi todos los países, de vez en cuando se infringen las normativas. Desgraciadamente, sólo se analiza una pequeña proporción de los productos agrícolas para detectar la presencia de productos químicos, y en ocasiones los resultados revelan niveles de contaminación preocupantes. Téngase en cuenta que incluso los cultivos biológicos pueden contaminarse por las fumigaciones realizadas a kilómetros de distancia.

En el último medio siglo, la creciente contaminación del aire ha hecho aumentar la penetración de toxinas en nuestro organismo a través de los pulmones. Es el resultado del uso de los automóviles, las calefacciones y aires acondicionados en hogares y oficinas, los tratamientos químicos antimoho y anticarcoma, los perfumes y desodorantes y los productos que mantienen limpios los hogares y la ropa con el mínimo esfuerzo. El humo del tabaco es una fuente evidente de toxinas inhaladas, pero muchos otros agentes químicos inodoros y menos perceptibles penetran en nuestro organismo cuando respiramos. Todos ellos se suman a la «carga total». Aunque

---

### CUANDO **EL SISTEMA DEPURATIVO** NO DA ABASTO...

Las toxinas sin modificar o sólo parcialmente modificadas se desplazan por el organismo, causando daños y produciendo un declive en la sensación de «bienestar» que consideramos normal. Los síntomas varían dependiendo de cada persona, pero el problema más habitual es la sensación de cansancio permanente.

Los especialistas en medicina medioambiental creen que mejorar la calidad de la dieta, intentar reducir el estrés y evitar las sustancias químicas artificiales siempre que sea posible puede favorecer el sistema depurativo del organismo y mejorar la salud y el bienestar general.

¿Qué significa depurarse? 13

Los medicamentos que tomamos constituyen otro factor importante de contaminación, y en su mayoría deben ser depurados por el hígado.

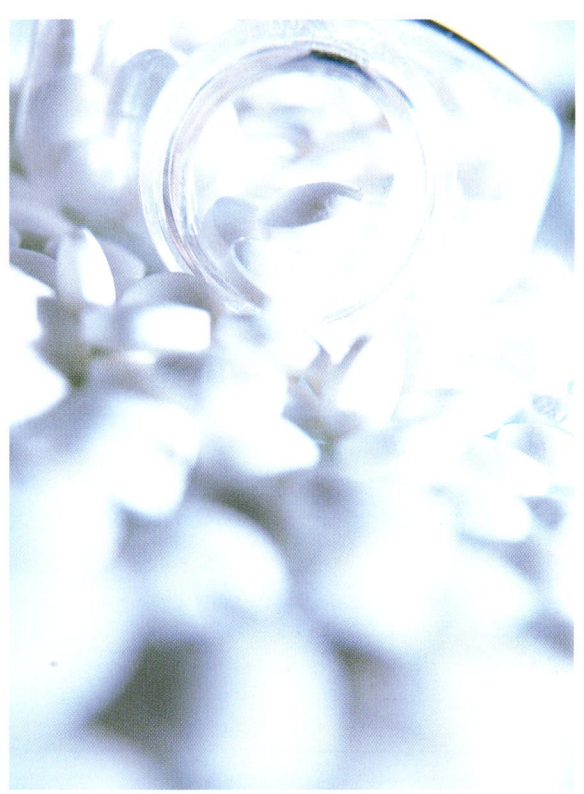

nuestra piel es impermeable y actúa como una barrera frente a las sustancias nocivas disueltas en agua, no impide la absorción de cualquier sustancia química que se disuelva en grasa o aceite. Muchos productos químicos de reciente creación pueden penetrar en el organismo de esta forma, como los componentes de los cosméticos.

Otro problema es el uso cada vez mayor de medicamentos, que por lo general deben ser depurados por el hígado. Los medicamentos que se administran de forma sistemática a los animales criados intensivamente son asimismo un motivo de preocupación. Aunque la comercialización de la carne de esos animales está estrictamente regulada, es difícil controlar el cumplimiento de las normativas, y es posible que los residuos de esos medicamentos se introduzcan en la cadena alimentaria. Por otro lado, la contaminación del mar, de los ríos y de los lagos facilita la introducción de sustancias tóxicas en la cadena alimentaria a través del pescado.

## ADITIVOS ALIMENTARIOS

Casi todos los alimentos envasados, precocinados o procesados que adquirimos contienen aditivos como conservantes, colorantes, espesantes y potenciadores de sabor. Se calcula que, al llegar a los 18 años, una persona ha ingerido su propio peso en aditivos alimentarios. Muchas de esas sustancias se añaden a los alimentos para evitar que se estropeen y retrasar su caducidad. Desgraciadamente, la comodidad y la durabilidad de los alimentos nos benefician sólo a medias, ya que el organismo debe procesar todas esas sustancias.

Para ello se consumen energía y nutrientes esenciales, y el sistema depurativo puede saturarse y ser incapaz de actuar sobre otras sustancias menos evitables. Por otro lado, si bien es cierto que todos los aditivos alimentarios (así como los pesticidas, fungicidas y herbicidas empleados en la agricultura y en el almacenamiento de los alimentos) son analizados para determinar su grado de seguridad, se han realizado muy pocos estudios sobre sus efectos al mezclarse con otros productos o al ser consumidos durante mucho tiempo. Los aditivos alimentarios se han asociado al asma, a las erupciones cutáneas y a la hiperactividad infantil.

# Factores del **estilo de vida**

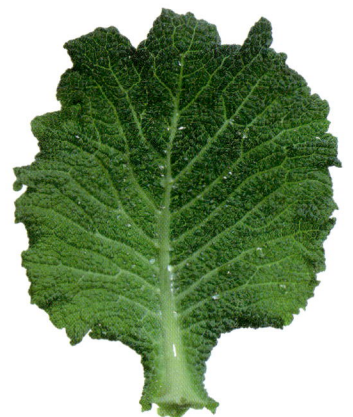

Responda a las siguientes preguntas que hacen referencia a factores del estilo de vida, que pueden sumarse a la cantidad de toxinas a la que tiene que hacer frente su organismo. ¿A cuántas ha respondido afirmativamente?

MENOS DE 10: Su estilo de vida ya es muy saludable, y ha de resultarle fácil depurarse.
ENTRE 11 Y 20: Tendría que poder reducir la «carga total» (véase pág. 12) sin demasiado esfuerzo.
MÁS DE 21: Le queda camino por delante, pero no se alarme, ya que no es usted el único. La simple lectura de este cuestionario le ayudará a ser más consciente de los aspectos de su vida que pueden contribuir a su «carga total».

Sea cual fuere la puntuación que ha obtenido, en las páginas 28-108 encontrará muchas sugerencias útiles para introducir cambios positivos en su vida.

## ALIMENTOS Y BEBIDAS

¿Consume con frecuencia los siguientes alimentos o bebidas?

- ❏ Té o café
- ❏ Refrescos u otras bebidas carbónicas
- ❏ Alimentos precocinados o envasados
- ❏ Pan, pasta, arroz y otros cereales no integrales
- ❏ Tentempiés, como galletas y chocolatinas
- ❏ Productos con edulcorantes artificiales (a menudo denominados «light»)
- ❏ Ahumados (como bacón, pescado, queso y fiambres)
- ❏ Comidas a la brasa
- ❏ Fruta no biológica (sin lavarla ni pelarla)
- ❏ Hortalizas no biológicas (sin rasparlas ni pelarlas)
- ❏ Verduras no biológicas (sin quitarles las hojas exteriores)
- ❏ Carnes procesadas (salchichas, hamburguesas, empanadillas, etc.)
- ❏ Alimentos fritos
- ❏ Sal (incluida la marina) añadida durante la cocción de los alimentos y en el plato
- ❏ Más alcohol del límite recomendado (dos unidades al día las mujeres y tres los hombres)

Factores del estilo de vida 15

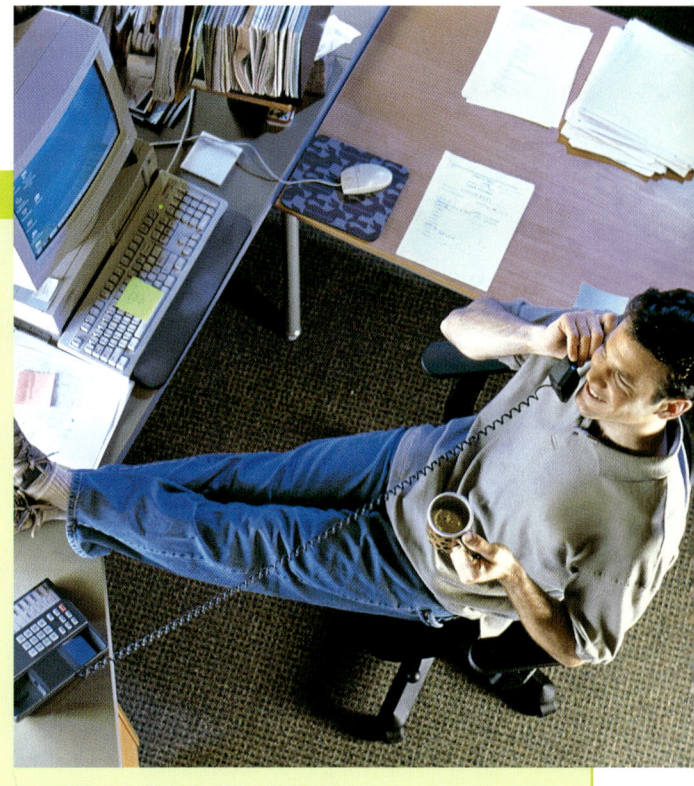

## ENTORNO

- ¿Vive en una gran ciudad o a menos de un kilómetro de una carretera principal?
- ¿Vive en una zona con un tráfico aéreo denso?
- ¿Suele pasear o correr cerca de vías muy transitadas?
- ¿Vive cerca de campos que sean fumigados a menudo?
- ¿Suele ir a piscinas con cloro en el agua?
- ¿Tiene teléfono móvil?
- ¿Su casa tiene aislamiento térmico?
- ¿Tiene cristales dobles en las ventanas?
- ¿Tiene calefacción o aire acondicionado?
- ¿Ha cambiado recientemente la madera de su casa o le ha aplicado un tratamiento anticarcoma o antimoho?
- ¿Ha adquirido recientemente muebles tapizados, más concretamente con un tratamiento resistente a las manchas?
- ¿Suele lavar en seco la ropa?
- ¿Ha colocado recientemente moquetas o pavimentos de vinilo en su casa?
- ¿Hay en su casa muchos objetos de madera aglomerada, fibra vulcanizada, madera contrachapada o fibra de densidad media?
- ¿Las cañerías del agua de su casa tienen más de 20 años?
- ¿Ha pintado hace poco las paredes?
- ¿Utiliza ambientadores sintéticos?
- ¿Usa pesticidas en casa o en el jardín?
- ¿Utiliza grandes cantidades de lejía, detergentes, productos de limpieza o desinfectantes?
- ¿Vive cerca de una central eléctrica o a menos de medio kilómetro de una línea de alta tensión?
- ¿Trabaja con un ordenador?
- ¿Fuma?
- ¿Vive en una zona con un sustrato de granito, esquisto o roca sedimentaria?
- ¿Tiene la calefacción o la cocina de gas?

# Deterioro y **recuperación**

El deterioro de nuestra salud suele llegar de forma lenta e imperceptible. A menudo achacamos el hecho de no sentirnos perfectamente al «estrés» o a que «nos hacemos viejos». Sin embargo, estos síntomas leves indican que nuestro sistema depurativo empieza a verse desbordado.

Nuestra capacidad natural de purificación nos ayuda a convivir con sustancias químicas que deberíamos evitar a toda costa. Para que así sea, el organismo reacciona ante las toxinas mediante una serie de fenómenos que se dividen en tres fases: reacción inicial, adaptación y agotamiento.

Un buen ejemplo es el tabaquismo. Pocas personas disfrutan realmente de su primer cigarrillo, que les produce náuseas o un rápido efecto laxante como reacción inicial. A pesar de ello, algunas personas siguen fumando y llegan a tolerar 20, 40 o incluso 60 cigarrillos diarios sin experimentar síntomas desagradables. La explicación es que su organismo ha aprendido a soportar o se ha adaptado a esas sustancias tóxicas. Este fenómeno se conoce como «tolerancia», pero su efecto puede desaparecer. Por ejemplo, si un fumador empedernido deja el tabaco, pero vuelve a fumar un cigarrillo al cabo de unos años, lo más seguro es que le resulte muy desagradable. Las personas que dejan la cafeína suelen experimentar palpitaciones o insomnio si toman café de nuevo al cabo de un tiempo.

De todos modos, el principal problema de la tolerancia es su coste en términos de energía y nutrientes. Cuando nos volvemos «tolerantes» a una sustancia que nos proporciona una sensación agradable, como el efecto relajante de la nicotina o la inyección de energía de la cafeína, solemos convertirnos en «adictos» a ella y la tomamos con mayor frecuencia. Como resultado, contamos con menos energía y nutrientes para eliminar las toxinas que no podemos evitar, como las que se producen en el organismo de forma natural (véanse págs. 18-19).

De este modo se llega progresivamente a la fase de agotamiento, en la que el organismo pierde sus reservas y ya no puede adaptarse suficientemente para evitar los síntomas. Los primeros indicios son una falta de energía, trastornos digestivos, una debilitación del sistema inmunológico y un aumento de la presión sanguínea. Con el tiempo, pueden aparecer enfermedades graves. Los fumadores desarrollan afecciones cardíacas, respiratorias y cáncer de pulmón. Los bebedores desarrollan dolencias hepáticas, y las personas que consumen demasiados azúcares refinados pueden padecer diabetes de inicio en la edad adulta, con todas las complicaciones que conlleva.

### DEPURACIÓN Y RECUPERACIÓN

Aunque parezca que la depuración es un concepto moderno, el ayuno y los cambios dietéticos se aplican desde hace muchos siglos con fines curativos. Son parte fundamental de la medicina ayurvédica y encontramos muchas referencias a ellos en la Biblia, en el Corán y en los primeros textos de la antigua Grecia. Más recientemente, se han incorporado a la naturopatía. En Occidente, sin embargo, muchos médicos dejaron de confiar en la capacidad preventiva de estos métodos con la aparición de los potentes fármacos modernos.

Los recientes avances en el campo de la bioquímica respaldan científicamente la capacidad que tiene la adopción de

Deterioro y recuperación 17

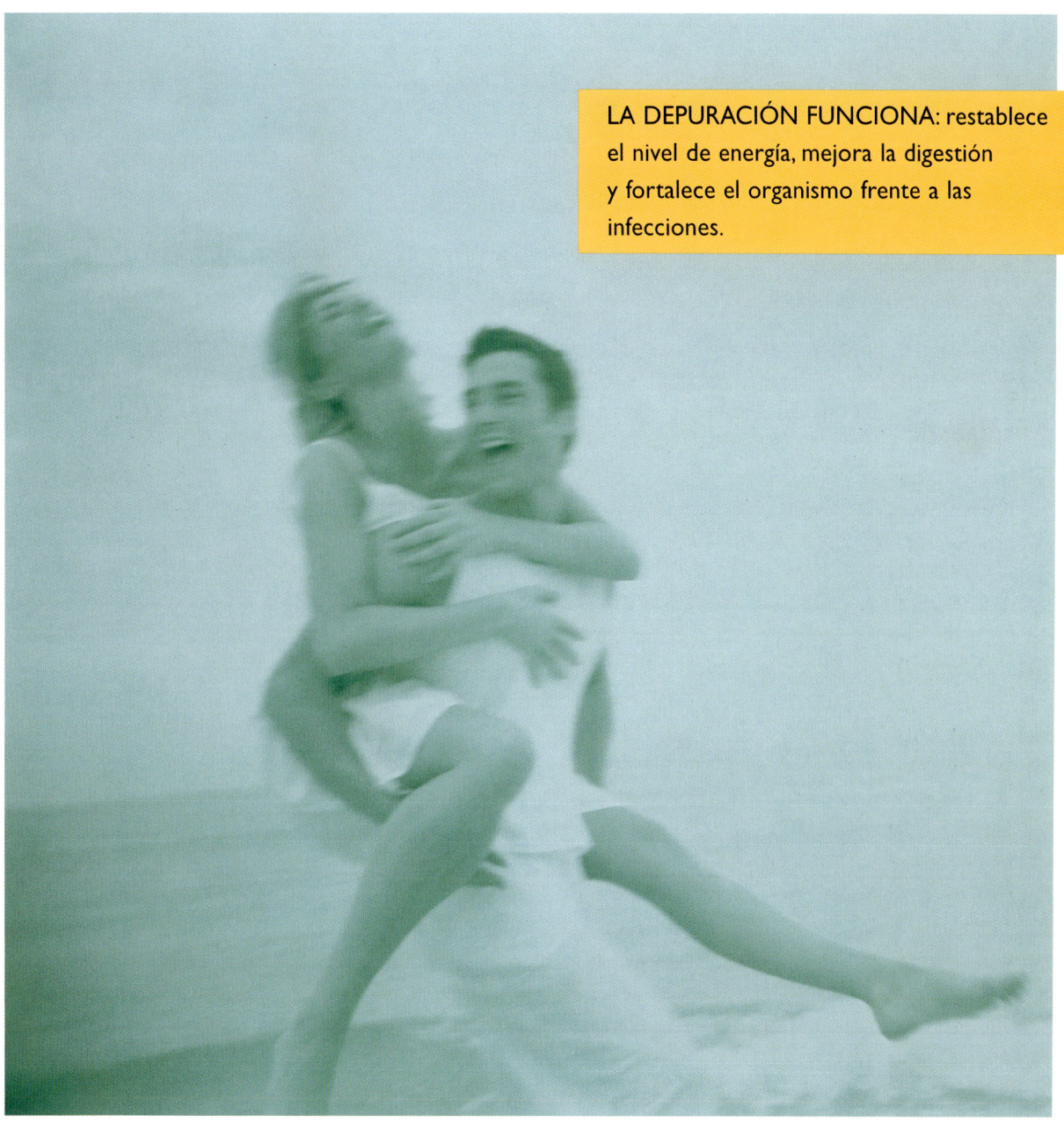

**LA DEPURACIÓN FUNCIONA:** restablece el nivel de energía, mejora la digestión y fortalece el organismo frente a las infecciones.

un estilo de vida saludable de retardar o incluso de evitar algunas enfermedades crónicas propias de la vejez. En la actualidad, los pacientes de muchos médicos y terapeutas han recuperado la salud reduciendo su exposición a las sustancias químicas y aumentando su ingesta de nutrientes. Ésta es la base de la depuración, que puede ser un primer paso hacia un futuro saludable.

# El sistema **depurativo**

Hay personas que están genéticamente dotadas de un sistema depurativo mejor que el de otras, y las personas jóvenes suelen tener un sistema más eficaz que las mayores. Sin embargo, una dieta desequilibrada y la exposición a sustancias tóxicas pueden eliminar estas ventajas naturales.

A veces, los daños producidos por la exposición a sustancias químicas pueden ser definitivos, lo que obviamente limita nuestra capacidad de curación. Sin embargo, ello no suele suponer un problema mientras no existan otras enfermedades, en cuyo caso es esencial acudir a un profesional. La buena noticia es que casi todas las personas que no llevamos una vida perfecta tenemos un organismo capaz de estimular los sistemas depurativos y de recuperación con una eficacia sorprendente. La pregunta es: ¿cómo consigue eliminar las toxinas nuestro organismo?

### EL APARATO DIGESTIVO

Un aparato digestivo sano es una de las primeras líneas de defensa. Descompone los alimentos para extraerles los nutrientes, controla las sustancias que absorbe el organismo y elimina los residuos. Las bacterias beneficiosas que viven en el intestino grueso producen otros desechos que se expulsan con las heces. La correcta eliminación de los desechos a través de los intestinos es esencial, ya que son una de las vías que utiliza el hígado para extraer las toxinas del organismo.

### EL HÍGADO

Aunque todas las células del organismo son capaces de absorber sustancias nocivas y depurarlas, el principal órgano depurativo es el hígado, que cada minuto recibe aproximadamente un litro y medio de sangre para purificarla. La mayoría de los alimentos que ingerimos pasan directamente de los intestinos al hígado para ser depurados, y sólo tras este proceso son liberados al aparato circulatorio para su distribución a todo el organismo.

El hígado elimina las células muertas o anormales, las levaduras, las bacterias, los virus, los parásitos, las proteí-

### SÍNTOMAS DE **SOBRECARGA EN EL HÍGADO**

- Mala digestión, hinchazón, náuseas, estreñimiento u otros trastornos intestinales.
- Cambios de humor inoportunos, depresión, falta de concentración o problemas de memoria.
- Aparición o empeoramiento de afecciones alérgicas, como fiebre del heno, erupciones cutáneas y asma.
- Dolor de cabeza.
- Aumento de la presión sanguínea y/o retención de líquidos.
- Descontrol del nivel de azúcar en sangre, con el resultado de fatiga, vértigo, ansias de ingerir azúcar o mareos.
- Menor tolerancia a los alimentos grasos o al alcohol.
- Sudoración excesiva y mal olor corporal.

nas anormales o mal digeridas, las sustancias químicas artificiales y cualquier otra partícula peligrosa o extraña. Asimismo, descarta las hormonas cuya función ha finalizado y absorbe el peligroso amoníaco generado por la descomposición de las proteínas envejecidas, que convierte en urea para su posterior expulsión a través de la orina.

Desgraciadamente, el hígado suele ser el primer órgano que sufre las consecuencias del desbordamiento de nuestro sistema depurativo. Por ello se ven afectadas sus muchas otras funciones, lo que desemboca en diferentes síntomas (véase recuadro de la página anterior).

### LA PIEL

La piel, el órgano más extenso del cuerpo, tiene una importante función en la depuración. El sudor contiene urea y otros productos de desecho, algunos de los cuales sólo pueden eliminarse a través de la piel. Desde hace algunos años, hay médicos que recetan tratamientos como saunas y ejercicio físico para aumentar la sudoración y ayudar a la eliminación de diversas toxinas del organismo. Al cabo de un tiempo de seguir un programa de depuración, se suele observar un mayor «brillo» en la piel, así como un rejuvenecimiento y una disminución de las arrugas.

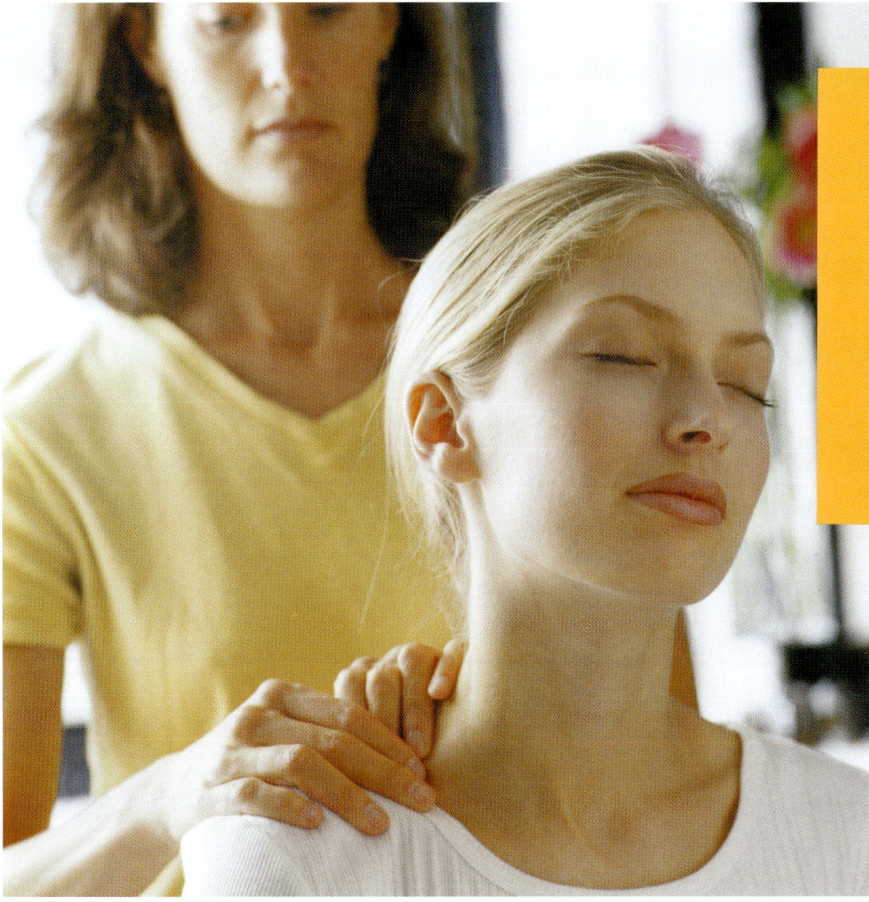

**ALIGERE LA CARGA:** ayude a su sistema depurativo mediante la relajación. ¿Por qué no prueba con el yoga o los masajes?

## LOS RIÑONES

Los riñones filtran la sangre y eliminan diversas toxinas, entre ellas la urea (véanse págs. 18-19), que el hígado ha modificado convirtiéndolas en hidrosolubles. Nuestros riñones funcionan mejor cuando bebemos agua en abundancia, especialmente durante un programa depurativo, en el que se brinda al organismo la ocasión de depurarse (véase recuadro de la derecha).

## ¿QUÉ PUEDE LOGRAR?

Los programas de depuración están concebidos para estimular el sistema depurativo natural del organismo. Como resultado:

Se sentirá mejor, ya que no sufrirá los síntomas derivados de una acumulación de toxinas sin modificar o parcialmente modificadas. Su organismo funcionará con una mayor eficacia, gracias al aporte constante de todos los nutrientes que necesita y a la eliminación o reducción de los alimentos que contienen «calorías vacías» (véase pág. 39). Los alimentos con «calorías vacías» proporcionan energía, pero carecen de nutrientes que ayuden a los sistemas de producción de energía del organismo. Al procesar estos alimentos, el cuerpo utiliza vitaminas y minerales que podrían destinarse a tareas más productivas.

Cualquier adicción que tenga se reducirá o incluso desaparecerá. Tendrá más control sobre sí mismo, ya que no sentirá la necesidad imperiosa de fumar un cigarrillo o de tomar un café, una chocolatina o cualquier otro alimento o bebida de los que cree que no puede prescindir (véase Alergias e intolerancias, pág. 88, y Adicciones, pág. 41).

Su organismo no malgastará energía en eliminar sustancias extrañas que no necesita. Así, se sentirá menos cansado y hasta puede recuperar la energía que había perdido.

Cuando la bioquímica interna de su organismo recupere el equilibrio, será menos propenso a padecer descensos en el nivel de azúcar en sangre, que provocan debilidad, apetito e irritabilidad.

Su sistema inmunológico se fortalecerá, pudiendo combatir de forma más eficaz las infecciones, e incluso puede que se reduzca el riesgo de padecer cáncer.

Le resultará más fácil controlar su peso.

Asimismo, a muchas mujeres les desaparece la celulitis.

## 10 RAZONES PARA BEBER **MÁS AGUA**

Tome como mínimo entre seis y ocho vasos de agua al día, aumentando la dosis cuando haga calor o bien si hace ejercicio o suda por cualquier otro motivo. El alcohol y las bebidas con cafeína, como el té, el café y la cola, no equivalen al mismo volumen de agua, ya que aumentan la pérdida de agua a través de la orina, con lo que el organismo se deshidrata. De todos modos, puede aromatizar al agua añadiéndole zumo de lima o de limón. Si la fruta es biológica, puede agregarla en rodajas; si no lo es, utilice el zumo. El agua ayuda a:

- Limpiar los riñones y el hígado para que puedan eliminar las sustancias nocivas.
- Mantener un nivel elevado de energía. Una pérdida del 2 por ciento del agua que rodea las células del organismo puede conllevar una pérdida de energía del 20 por ciento.
- Reducir el riesgo de formación de cálculos biliares y renales.
- Aliviar el estreñimiento.
- Reducir el riesgo de padecer dolores de cabeza.
- Aumentar la eficacia del sistema inmunológico.
- Mantener el cerebro activo. La deshidratación puede contribuir a una pérdida de memoria y a la senilidad.
- Reducir la sensación de hambre: ¡beba agua en lugar de «picar»!
- Mantener la piel tersa y suave.
- Controlar la temperatura corporal y eliminar toxinas a través del sudor.

El sistema depurativo 21

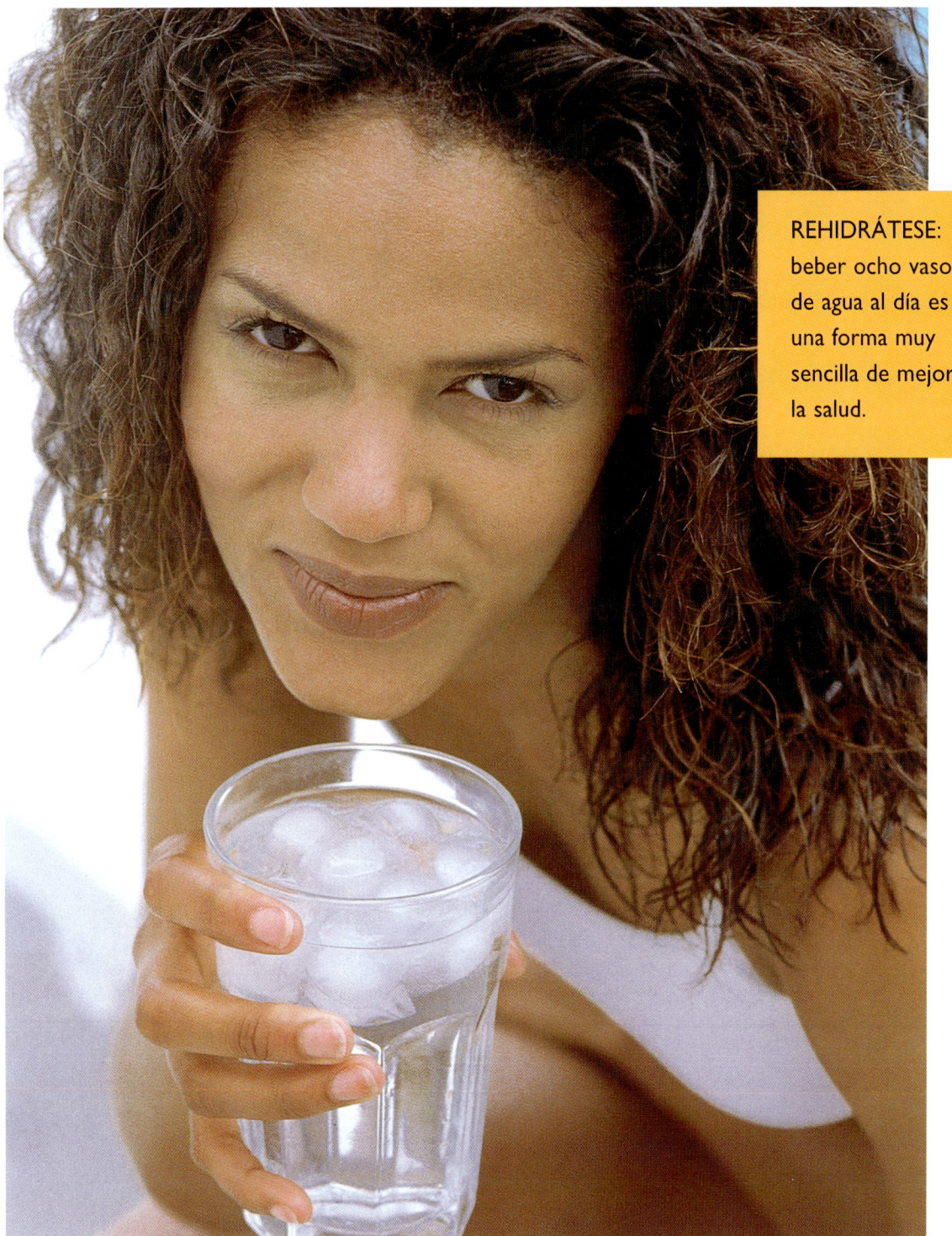

**REHIDRÁTESE:** beber ocho vasos de agua al día es una forma muy sencilla de mejorar la salud.

# **Cuestionario:** nivel de toxicidad

Dedique unos minutos a responder este cuestionario, que le ayudará determinar si necesita seguir un programa de depuración. Puntúe las respuestas de esta forma: nunca = cero puntos; raramente = 1 punto; de vez en cuando = 2 puntos; a menudo = 3 puntos; siempre = 4 puntos.

### ¿Padece alguno de estos síntomas?

- ❏ Dolores de cabeza o migrañas
- ❏ Trastornos del sueño
- ❏ Lagrimeo o escozor en los ojos
- ❏ Ojeras
- ❏ Escozor en los oídos
- ❏ Ataques de estornudos
- ❏ Tos crónica

- ❏ Nariz enrojecida (sin resfriado)
- ❏ Escozor en la nariz
- ❏ Escozor en el paladar
- ❏ Lengua irritada
- ❏ Lengua áspera
- ❏ Acné
- ❏ Urticaria

- ❏ Erupciones cutáneas de otro tipo
- ❏ Sofocos
- ❏ Sudoración excesiva
- ❏ Sudoración maloliente
- ❏ Pulso irregular
- ❏ Pulso rápido
- ❏ Ardor de estómago o indigestión

- ❏ Náuseas o vómitos
- ❏ Diarrea
- ❏ Estreñimiento
- ❏ Sensación de hinchazón
- ❏ Gases excesivos o pestilentes
- ❏ Dolor en las articulaciones
- ❏ Rigidez en las articulaciones
- ❏ Dolor o molestias musculares
- ❏ Debilidad o temblores

- ❏ Atracones
- ❏ Embriaguez o un consumo de alcohol superior al recomendable
- ❏ Ansias de ingerir determinados alimentos
- ❏ Necesidad compulsiva de comer
- ❏ Retención de líquidos
- ❏ Micción frecuente
- ❏ Cansancio extremo por la mañana

- ❏ Cansancio superior al atribuible a la edad o al nivel de actividad
- ❏ Hiperactividad o agitación sin ninguna causa inmediata
- ❏ Intranquilidad e incapacidad para relajarse
- ❏ Problemas de memoria
- ❏ Confusión

Cuestionario 23

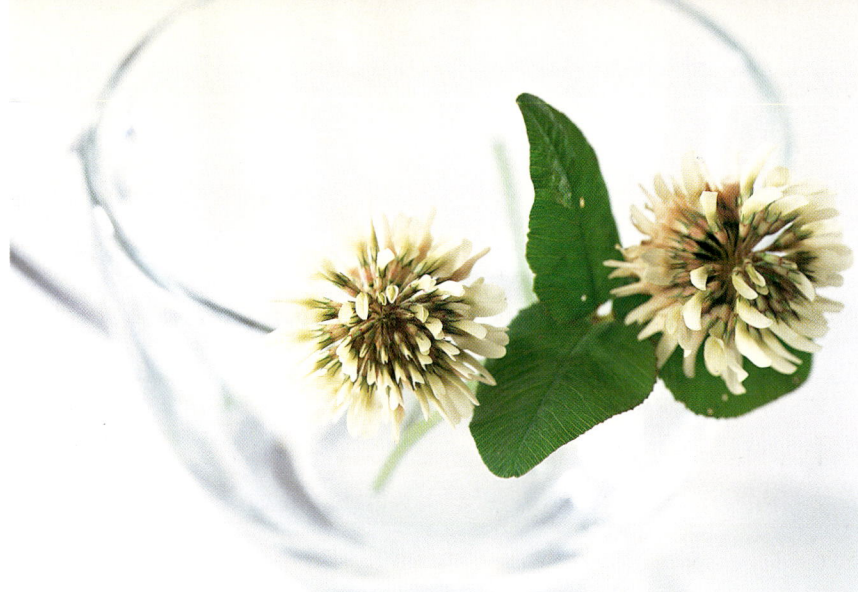

## ¿Padece alguno de estos síntomas?

- ❏ Incapacidad para comprender nuevas informaciones o instrucciones
- ❏ Mala concentración
- ❏ Torpeza
- ❏ Problemas de habla
- ❏ Dificultad para tomar decisiones
- ❏ Sensación de ansiedad o miedo sin ninguna explicación

- ❏ Ira, irritabilidad o agresividad injustificadas
- ❏ Depresión
- ❏ Cambios de humor
- ❏ Sensibilidad a la luz
- ❏ Sensibilidad al ruido

**PUNTUACIÓN:**

raramente = 1

de vez en cuando = 2

a menudo = 3

siempre = 4

Por último, ¿padece sobrepeso? ¿Está por debajo de su peso ideal? ¿Le cuesta alcanzar o mantener el peso correcto para su estatura?

**La respuesta afirmativa a cualquiera de estas preguntas equivale a 3 puntos.**

**SUME SU PUNTUACIÓN**

## SIGNIFICADO DE LA PUNTUACIÓN

● MENOS DE 30: Es una puntuación excelente. Un programa de depuración puede ayudarle a eliminar todos los síntomas. ● DE 30 A 60: Intente encontrar tiempo para realizar el programa de Limpieza en 30 días o el de Depuración en 9 días y pronto se sentirá mejor. ● DE 61 A 100: En cuanto comience un tratamiento de depuración, notará la diferencia. Para minimizar los síntomas de abstinencia, elimine las sustancias químicas (véanse págs. 34-43) antes de iniciar el programa. ● MÁS DE 100: Notará una gran diferencia en su estado general cuando realice un tratamiento de depuración, pero empiece de forma moderada. Intente reducir al máximo su exposición a agentes químicos.

Anote la puntuación obtenida en su diario para poder consultarla más adelante y medir el grado de mejoría de su estado general tras la depuración.

# ¿Qué **conlleva la depuración**?

Muchas personas que inician un programa de depuración se sienten como si penetrasen en un terreno desconocido. No obstante, es útil tener una idea de lo que podemos esperar de un programa purificador.

Un programa de depuración sencillamente consiste en tomar medidas para reducir la exposición a las sustancias químicas artificiales, procurar consumir en abundancia los nutrientes que el cuerpo necesita para convertir las toxinas presentes en sustancias más inocuas y ayudar al organismo a expulsarlas. Asimismo, también es útil tomar medidas para reducir el estrés.

### ¿ES DIFÍCIL SEGUIR UN PROGRAMA DE DEPURACIÓN?

Depende del grado de ayuda que precise nuestro sistema depurativo para realizar su tarea con eficacia y de la forma en que queramos afrontar el problema. Algunas personas prefieren llegar a un estilo de vida más saludable sin prisa, paso a paso. Otras optan por introducir cambios drásticos y atajar el problema rápidamente.

Una de las ventajas de seguir el programa de Limpieza en 30 días es que, al hacer una dieta estricta durante cuatro semanas, la persona se acostumbra a ingerir alimentos más sanos y se siente menos tentada de volver a los antiguos hábitos.

Sin embargo, puede que le resulte más fácil revitalizar su organismo en varios períodos breves, en cuyo caso debería llevar a cabo una serie de programas energéticos de fin de semana, mensuales o que coincidan con los cambios de estación. Con el tiempo, obtendrá los mismos resultados que con un programa de depuración más prolongado o es-

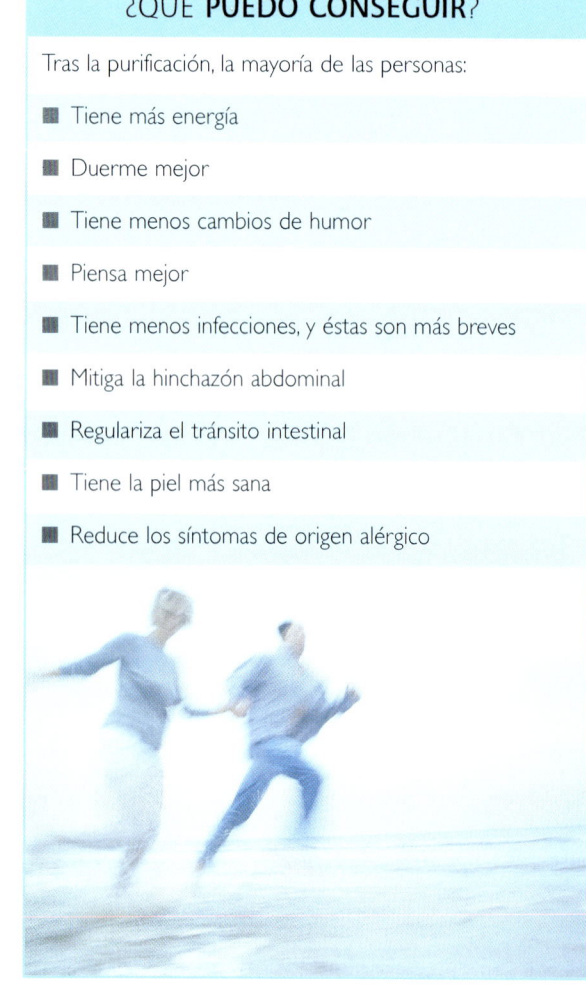

### ¿QUÉ **PUEDO CONSEGUIR**?

Tras la purificación, la mayoría de las personas:

- Tiene más energía
- Duerme mejor
- Tiene menos cambios de humor
- Piensa mejor
- Tiene menos infecciones, y éstas son más breves
- Mitiga la hinchazón abdominal
- Regulariza el tránsito intestinal
- Tiene la piel más sana
- Reduce los síntomas de origen alérgico

¿Qué conlleva la depuración? 25

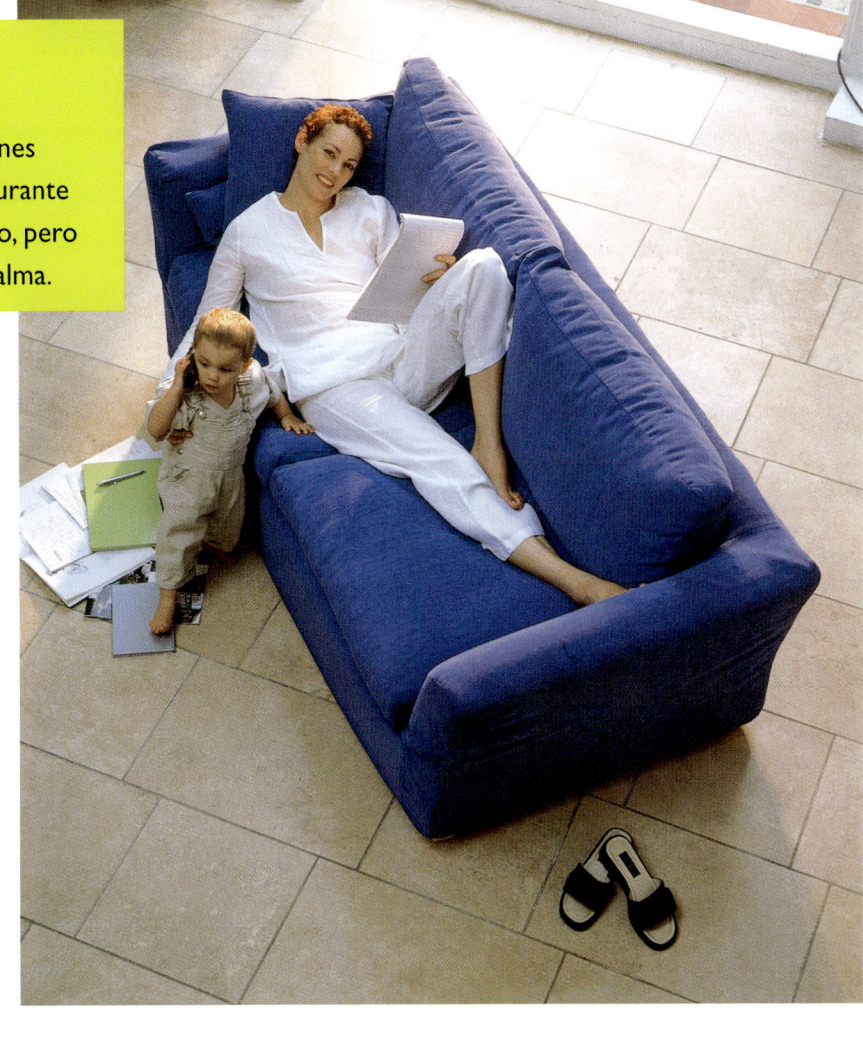

**LA REGENERACIÓN Y EL TRABAJO:** quizá no pueda dejar sus obligaciones domésticas o laborales durante un tratamiento depurativo, pero intente tomárselas con calma.

tricto. Si está impaciente y sólo puede dedicar una semana a su primera depuración, pruebe con la Depuración en 9 días. No obstante, debe tener en cuenta que se trata de un régimen estricto y que, si es la primera vez, puede experimentar unos efectos secundarios o unos síntomas de abstinencia bastante severos.

### ¿CÓMO ME SENTIRÉ?
Puede que la lengua se le ponga áspera y que el sudor y el aliento le huelan mal. Quizá sienta náuseas, dolor de cabeza y molestias musculares. Algunas personas experimentan síntomas clásicos como catarros, o bien se deprimen o se vuelven irritables. Estos síntomas suelen ser peores durante los primeros días y deben considerarse como una crisis depurativa, tras la cual seguramente empezará a sentirse más tranquilo y lleno de energía, cuando su organismo vaya eliminando los desechos no deseados. En general, las toxinas se acumulan con el tiempo, y las crisis depurativas, de presentarse, son menos acusadas cada vez que se sigue un programa de depuración. Existen varias medidas para reducir la severidad de muchos de estos síntomas de abstinencia (véanse págs. 82-85).

### ¿PUEDO SEGUIR FUMANDO?
Su usted fuma, seguramente tendrá más necesidad de una restauración que un no fumador, y lo mejor que puede hacer para ayudar a su sistema depurativo es dejar ese hábito (véase pág. 42). En general, los no fumadores gozan de una mejor salud que los fumadores. Si cree que no puede dejar de fumar totalmente, intente fumar lo menos posible durante

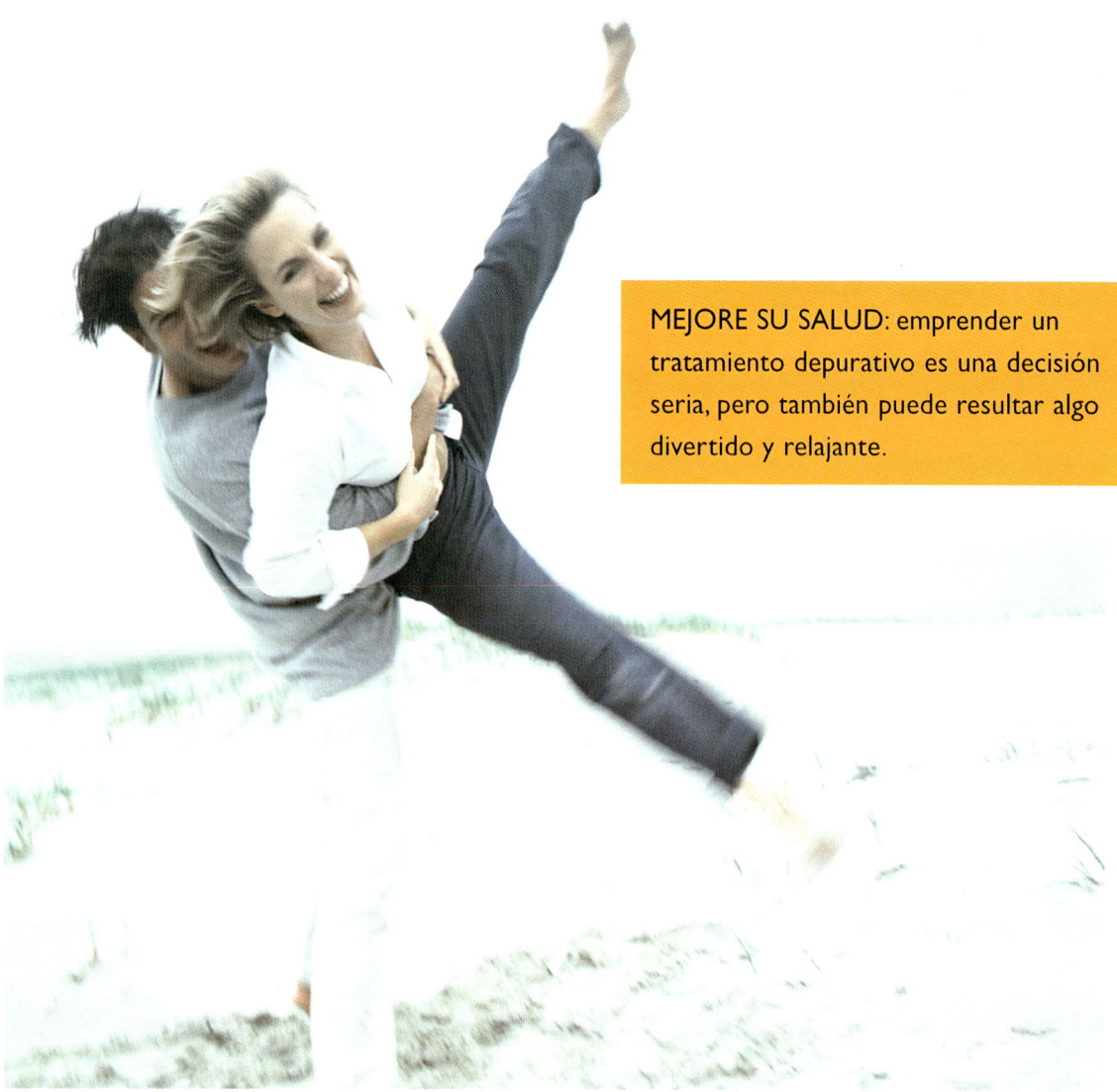

MEJORE SU SALUD: emprender un tratamiento depurativo es una decisión seria, pero también puede resultar algo divertido y relajante.

el programa de depuración. Seguramente, como resultado de la depuración, se sentirá tan bien y el estrés se habrá reducido tanto que dejar de fumar le resultará más fácil.

### ¿ES COMPATIBLE CON EL TRABAJO?
Depende del programa que decida seguir. Si opta por programas breves e intensos como los miniayunos y las monodietas, es mejor que disponga de tiempo para cuidarse y tomárselo con calma. Si desea seguir el régimen de Depuración en 9 días, que es bastante estricto, intente reservarse una semana en la que no tenga una agenda demasiado apretada o, mejor aún, hágalo durante las vacaciones.

El programa de Limpieza en 30 días dura cuatro semanas, siempre que antes haya usted eliminado las sustancias químicas de su organismo. Durante este período podrá seguir su horario laboral habitual. Sin embargo, si dispone de más tiempo podrá tomar baños prolongados, aplicarse masajes, cepillarse la piel y realizar otras actividades complementarias que le serán de gran ayuda.

### ¿ES NECESARIO AYUNAR?

El ayuno es una forma universal y muy antigua de curarse de forma natural. Los animales dejan instintivamente de comer cuando enferman, y casi todas las religiones, por no decir todas, incorporan tradicionalmente el ayuno en determinadas épocas del año. En el sentido más estricto, ayunar consiste en no comer ni beber nada, excepto agua, durante el tiempo que dure el ayuno. Últimamente, el ayuno se usa con menor frecuencia, en parte porque solemos estar sobrecargados de toxinas y los síntomas de abstinencia pueden ser severos.

Algunos médicos consideran inadecuado el ayuno; creen que es necesaria una ingesta mínima de proteínas para que el hígado pueda regenerarse, ya que el organismo casi no las almacena. Otros médicos y naturópatas prescriben ayunos moderados, que permiten la ingesta de zumos de frutas. El doctor William Rea, especialista en el tratamiento de alergias e intolerancias severas a agentes químicos, prescribe el ayuno como terapia a muchos de sus pacientes. Según Rea, saltarse aunque sólo sea una o dos comidas puede ser beneficioso. En este libro encontrará información sobre miniayunos y monodietas, si bien no forman parte esencial de un programa de depuración.

### ¿Y SI NO QUIERO PERDER PESO?

Las personas delgadas suelen tener un metabolismo que les permite ingerir calorías en abundancia sin ganar peso; sin embargo, pueden perderlo demasiado rápidamente cuando comen menos.

Las personas delgadas tienen que procurar NO perder peso durante un tratamiento revitalizante, y es importante que coman lo suficiente para compensar las calorías que

### ¿PERDERÉ PESO?

Un programa de depuración no es un programa de adelgazamiento. Es más, algunas de las personas que más se benefician de un tratamiento depurativo son delgadas. Sin embargo, si usted necesita adelgazar, al eliminar toxinas de su organismo perderá casi con total seguridad unos kilos, que en su mayor parte consisten en un exceso de agua. Además, los programas de depuración limitan la ingesta de alimentos grasos y calóricos. En la segunda parte de este libro encontrará diversos consejos y sugerencias para perder peso.

Tras un tratamiento de depuración, a muchas personas les resulta más fácil seguir un programa de adelgazamiento, ya que las ansias de comer son menos acusadas. Además, habrá usted empezado a hacer ejercicio regularmente, y es indudable que éste mejora el resultado de una dieta baja en calorías, no sólo porque se queman calorías, sino porque aumenta el índice de combustión de energía del organismo, un efecto que puede prolongarse varias horas después de la actividad física.

normalmente obtienen del azúcar y otras sustancias. Tras una purificación, a las personas muy delgadas les suele resultar más fácil mantener el peso deseado, ya que su organismo tiende a ajustarse al peso correcto en relación con su complexión.

### ¿ES NECESARIA LA IRRIGACIÓN DEL COLON?

El uso de enemas y de irrigación del colon para la depuración es objeto de controversia, si bien los naturópatas emplean ambos métodos desde hace muchos años como depurativos internos. Últimamente se utilizan suplementos de fibra administrados oralmente con el mismo fin, principalmente porque la irrigación presenta ciertos riesgos y nunca debe realizarse si no la aconseja un profesional sanitario cualificado y con experiencia.

# SEGUNDA PARTE

# Cómo depurarse

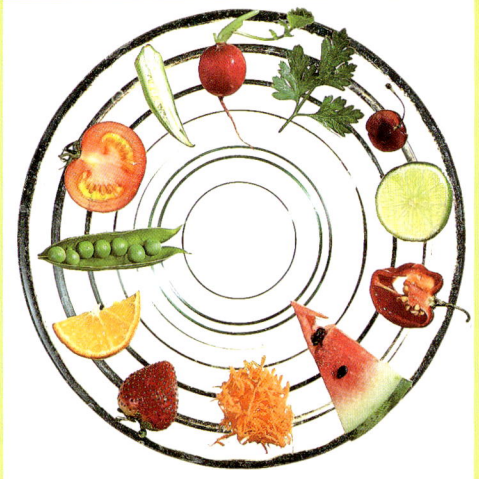

Seguir un programa de depuración
es como pasar de un día frío y nublado
de invierno a otro de primavera soleada.

# Programas de depuración

Cuando se haya decidido a revitalizar su cuerpo, elija el programa que más le convenga. Incluso un mes entero es una pequeña inversión en tiempo para recuperar la energía, mejorar la salud e iniciar una nueva vida.

En el programa Limpieza en 30 días encontrará diferentes opciones que le permitirán variar la intensidad del tratamiento para adaptarlo a sus necesidades, pero incluso las alternativas más rigurosas son compatibles con un horario laboral normal. Una ventaja de realizar una depuración durante varias semanas es que se adaptará a ingerir alimentos más saludables y, por tanto, es menos probable que vuelva a una dieta nociva.

Si tiene prisa, puede optar por la Depuración en 9 días, aunque es un programa más duro. Lo ideal sería que se tomara una semana libre para estar más tranquilo, ya que, a menos que su estilo de vida ya sea saludable o que haya realizado un programa de depuración previamente, puede experimentar efectos secundarios o síntomas de abstinencia pronunciados. Para potenciar al máximo el efecto beneficioso de este programa, lo mejor es comprometerse a seguir llevando una vida libre de toxinas y a realizar un programa de mantenimiento (véanse págs. 110-123).

Si está muy ocupado y dispone de pocos días, el Programa de fin de semana puede ser perfecto para usted. Con un mínimo de esfuerzo el viernes y una restricción dietética moderada el lunes, podrá eliminar un elevado nivel de toxinas en poco tiempo. Algunas personas siguen un Programa de fin de semana en cada cambio de estación.

Si usted es de los que creen que para mantener la salud es mejor hacer «poco y a menudo», o si sólo dispone de un día de vez en cuando para renovarse, eche un vistazo a los programas de monodietas y miniayunos. Sólo deberá dedicarles un día, o incluso menos. Pese a su brevedad, estos programas pueden cambiar notablemente su estado general si los repite regularmente.

### DEPURACIÓN QUÍMICA

A menos que lleve una vida extremadamente saludable, es probable que consuma algo de cafeína o azúcar de forma bastante regular. Quizá piense que podría prescindir fácilmente de esas sustancias, pero... ¿lo ha intentado?

### ELIJA UN PROGRAMA

- La Limpieza en 30 días es un programa moderado, indicado para quienes llevan a cabo una depuración por primera vez.
- El Programa de fin de semana es ideal para personas con una agenda muy apretada.
- La Depuración en 9 días es un régimen estricto e intensivo para quienes deseen eliminar toxinas con rapidez.
- Los miniayunos y las monodietas son programas eficaces a corto plazo que duran uno o dos días.

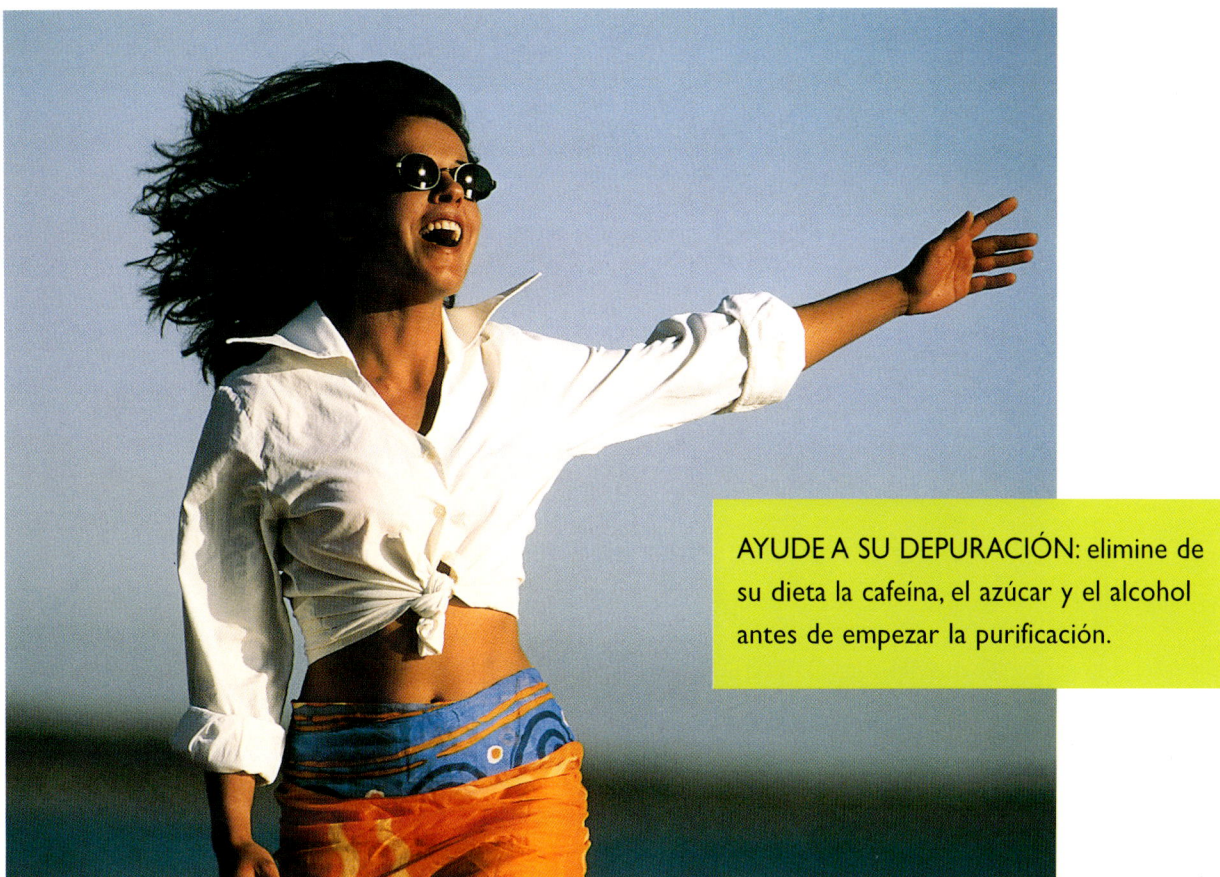

AYUDE A SU DEPURACIÓN: elimine de su dieta la cafeína, el azúcar y el alcohol antes de empezar la purificación.

Muchas personas padecen síntomas de abstinencia desagradables cuando dejan bruscamente de tomar estas sustancias, por lo que es recomendable irlas dejando progresivamente antes de iniciar un programa de depuración. Existen otras sustancias problemáticas, y le resultará más fácil la revitalización si, previamente al programa de depuración, deja también de consumir alcohol, drogas recreativas, medicamentos sin receta y tabaco.

## CONSULTE A SU MÉDICO

Si siente un malestar general o experimenta cualquier síntoma evidente, consulte a su médico antes de la depuración para descartar cualquier enfermedad subyacente. Si toma regularmente una medicación recetada por el médico, padece cualquier afección o está embarazada, es esencial que consulte a su médico antes de iniciar el programa de depuración elegido. Muchas afecciones comunes, como la hipertensión, un alto nivel de colesterol, las alergias y la diabetes pueden aliviarse mediante una purificación, pero es importante que trabaje de acuerdo con el médico, que quizá deberá cambiar la dosis de su medicación o darle indicaciones para evitar riesgos.

## EFECTOS SECUNDARIOS Y SÍNTOMAS DE ABSTINENCIA

Casi todo el mundo experimenta efectos secundarios durante una depuración. Una de las causas es un cambio brusco en la dieta. Es probable que coma usted menos y que su or-

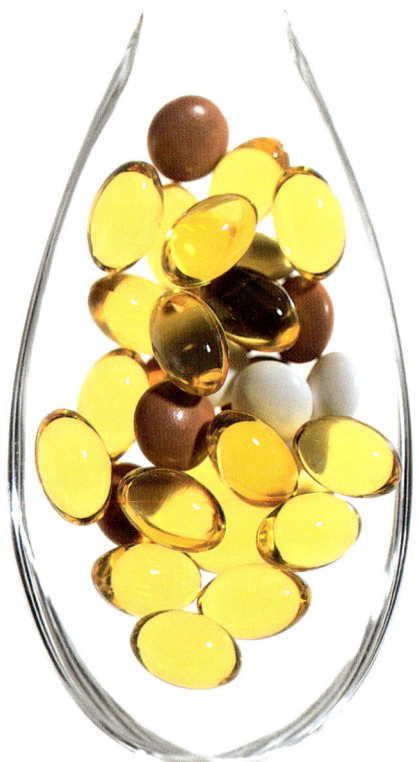

Los efectos secundarios y los síntomas de abstinencia suelen alcanzar su punto máximo a las 48 horas, y desaparecen por completo al cabo de cinco o seis días, momento en el que la mayoría de la gente dice sentirse mucho mejor y con más energía. Los programas de depuración más breves no alcanzan esta duración, pero, si se repiten regularmente, producen una sensación de bienestar progresiva, generalmente sin que tengamos que soportar los síntomas más intensos. La repetición de estos programas puede ser tan eficaz como una depuración más prolongada, y supone una forma de alterar y mejorar el estilo de vida sin tener que introducir grandes cambios de una sola vez.

### AYUDAS PARA LA DEPURACIÓN

Además de reducir la cantidad de sustancias químicas que penetran en el cuerpo, un régimen depurativo proporciona al organismo nutrientes beneficiosos que potencian el proceso de eliminación. Puede complementar estos nutrientes con vitaminas y minerales (véanse págs. 122-123) y con hierbas, frutas y hortalizas que favorezcan la función hepática (véanse págs. 74-76).

Asimismo, puede tomar varias medidas para ayudar al organismo a deshacerse de las toxinas, como cepillarse la piel, hacer ejercicio regularmente y evitar el estreñimiento. Antes de iniciar el programa, lea algunas de las sugerencias de este capítulo para determinar cuáles pueden serle de más ayuda. Para controlar mejor el estrés, puede «regenerar su mente» mediante ejercicios de relajación y meditación (véanse págs. 102-103). Por último, puede reducir la cantidad total de sustancias químicas que el organismo tiene que eliminar saneando su entorno (véanse págs. 104-109). No es necesario hacer un gran esfuerzo ni gastar mucho dinero. Es posible reducir la contaminación ambiental con medidas fáciles y económicas, que incluso pueden ayudarle a ahorrar.

ganismo necesite unos días para adaptarse. Además, como ingerirá menos sustancias tóxicas, es posible que su organismo aproveche la ocasión para movilizar y eliminar sustancias que haya acumulado para evitar daños, normalmente en el tejido adiposo.

Muchas personas son «adictas» a ciertos alimentos, que suelen ser los que consumen con mayor frecuencia. Este consumo puede ser el resultado de una intolerancia alimentaria no diagnosticada (véase pág. 88). Cuando dejamos de consumir estos alimentos, la ausencia de algunas sustancias placenteras que éstos poseen puede provocar un estado de ansiedad. Cuando iniciamos una depuración, el organismo necesita unos días para adaptarse a estos cambios.

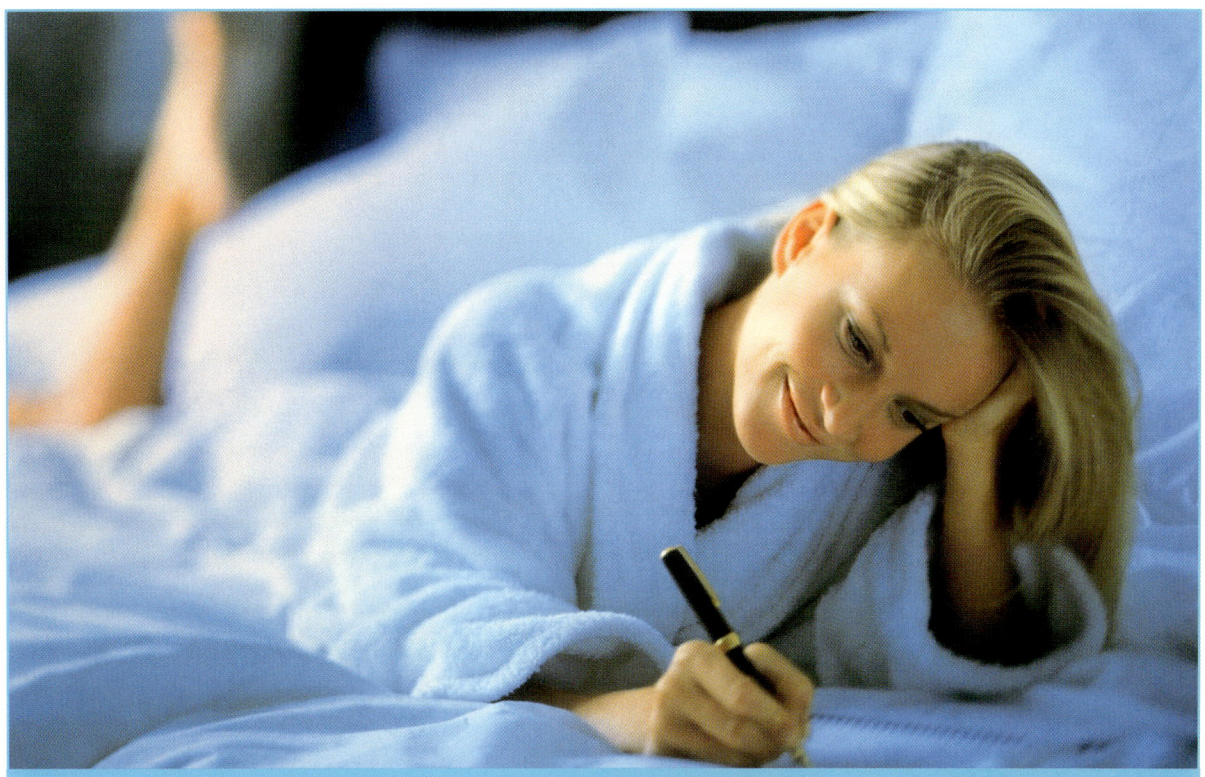

## DIARIOS DE LA ALIMENTACIÓN, EL ESTADO DE ÁNIMO Y EL EJERCICIO

A algunas personas les resulta muy útil llevar un diario de la alimentación, el estado de ánimo y el ejercicio, ya que les ayuda a conocerse y a comprender cuáles son los desencadenantes que les llevan a elegir opciones poco saludables. Cada vez hay más pruebas científicas de que las personas que intentan perder peso o dejar hábitos nocivos como fumar tienen más probabilidades de conseguirlo si llevan un diario. Aunque sólo admitan sus fracasos y éxitos en un documento totalmente privado, ello supone un estímulo suficiente para que elijan opciones más saludables en su estilo de vida.

No es necesario que el diario sea muy elaborado. Basta con un bloc de notas lo suficientemente grande para contener tres columnas. En la columna izquierda sólo se anotará el día y la hora. En la columna central se anotará lo que comemos, cuánto ejercicio hacemos y cuándo fumamos, y en la columna derecha se indicará brevemente el estado de ánimo en ese momento y cualquier cambio perceptible que se produzca. Si lleva usted este diario convenientemente, le ayudará a analizar:

- Cuándo y dónde tiene más probabilidades de sentir ansias de consumir ciertos alimentos, un cigarrillo, una bebida alcohólica o cualquier otra de sus debilidades. Puede tomar medidas para evitar los factores desencadenantes.
- Cómo se siente antes y después; puede serle de ayuda si cree que tiene intolerancia a ciertos alimentos (véase pág. 88); asimismo, le ayudará a establecer qué aspectos mejoran o empeoran su estado de ánimo.
- En qué momento del día cree que le va mejor hacer ejercicio, o por qué no consigue hacerlo.

# Adicciones: **depuración química**

Nos volvemos adictos a diversas sustancias químicas porque nos alteran el estado de ánimo o el nivel de energía a corto plazo. Sin embargo, se suman a la carga negativa que debe soportar nuestro sistema depurativo, y con el tiempo nos producen cansancio y estrés.

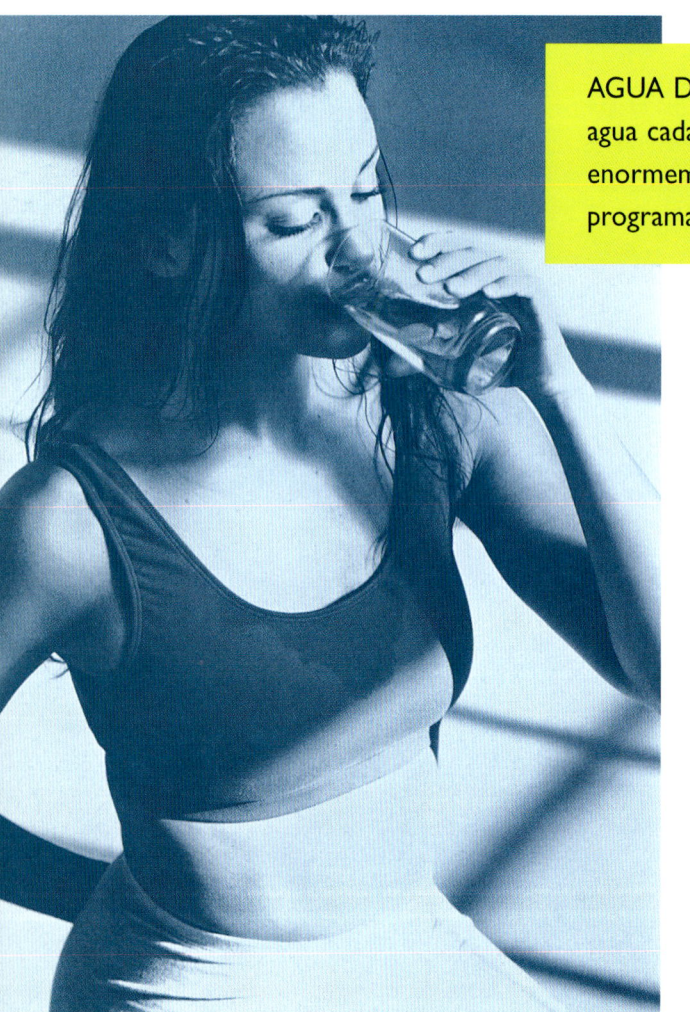

**AGUA DE VIDA:** beba abundante agua cada día. Contribuirá enormemente al éxito de su programa de depuración.

### DEJAR EL HÁBITO DE LA CAFEÍNA

Durante el embarazo, la cafeína puede atravesar la placenta que rodea al feto; asimismo, se secreta junto con la leche materna. Por tanto, suele ser el primer estimulante de la infancia, y los niños de mayor edad siguen ingiriendo cafeína con los refrescos de cola y el chocolate. Muchos adultos toman café, té o chocolate a diario, a menudo acompañados de azúcar (véase pág. 36) y nicotina (véase pág. 42). Un exceso de cafeína en el organismo puede producir fatiga, y el proceso de adicción cuando se toma más cafeína para conseguir un mayor estímulo. Cuando el organismo se adapta a la cafeína (véase siguiente apartado), es necesario tomarla en mayor cantidad para obtener el mismo grado de estimulación, y solemos incrementar la dosis diaria cuando estamos estresados o nos enfrentamos a problemas.

### EFECTOS PERJUDICIALES DE LA CAFEÍNA

La cafeína aumenta la presión sanguínea, acelera el pulso e incrementa el nivel de colesterol. Puede producir ansias de tomar azúcar y trastornos digestivos, entre ellos diarrea. Tomada en las comidas, la cafeína puede interferir en la absorción del calcio y del hierro, aumentando el riesgo de padecer osteoporosis o anemia. La cafeína aumenta la producción de orina, lo que puede conllevar la pérdida de diversos minerales y vitaminas. Algunos de los síntomas que provoca la cafeína son ansiedad, ataques de pánico, insomnio y, en el caso de los niños, hiperactividad.

En algunas mujeres, la cafeína puede llegar a producir quistes de mama, y las mujeres embarazadas que toman cafeína pueden tener niños con un peso inferior al normal. Por lo general, se aconseja una ingesta mínima de cafeína durante el embarazo, ya que se ha comprobado en animales que un exceso de esta sustancia puede producir deformidades en el feto, si bien este hecho no se ha observado en seres humanos. Se cree que un exceso de cafeína puede aumentar el riesgo de padecer ciertos tipos de cáncer y contribuir a la formación de cálculos renales.

## DEPÚRESE LENTAMENTE

Dejar bruscamente la cafeína puede producir dolores de cabeza, fatiga, depresión, pérdida de concentración, problemas digestivos y trastornos del sueño. Es preferible reducir su ingesta paulatinamente durante un par de semanas.

## MANTENER UN NIVEL BAJO DE TOXINAS

Cuando haya dejado la cafeína y completado el programa de depuración, se habrá acostumbrado a vivir sin este estímulo. Sin embargo, quizá crea que la abstinencia total interfiere en su vida social o le priva de un placer. Una dosis de hasta 100 mg diarios difícilmente produce efectos nocivos. De todos modos, para comprobar que no se ha vuelto nuevamente adicto, pase una semana entera sin cafeína cada dos o tres meses. Si vuelven a presentarse los síntomas de abstinencia, reduzca de forma permanente su ingesta de cafeína.

### CÓMO REFORZAR LA DEPURACIÓN

| Fuentes habituales de cafeína | Dosis típica por cada 180 ml |
|---|---|
| Café molido | 80-150 mg |
| Café soluble | 60-70 mg |
| Café descafeinado* | hasta 10 mg |
| Té | 45-55 mg |
| Cacao o chocolate caliente | 20-30 mg |
| Refrescos de cola | 30-50 mg |
| Ciertos fármacos como analgésicos y remedios contra el resfriado | (hasta 200 mg por dosis; lea el prospecto) |

* Lea mediante qué proceso se extrae la cafeína. La eliminación al vapor es segura, pero otros métodos pueden dejar residuos químicos.

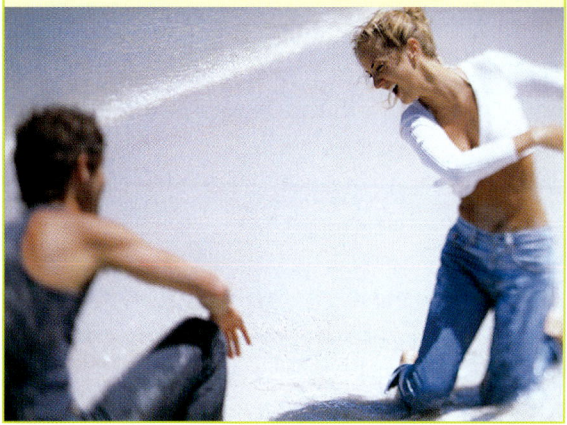

## VIVIR SIN AZÚCAR REFINADO

Para muchas personas, especialmente las golosas, la eliminación brusca del azúcar refinado de la dieta durante un régimen de depuración puede provocar síntomas molestos. La causa es que nuestro organismo no está concebido para absorber la gran cantidad de azúcar refinado que suelen contener las dietas occidentales modernas. Se cree que el consumo excesivo de azúcar contribuye a la aparición de diabetes de inicio en la edad adulta e hipoglucemia (un bajo nivel de azúcar en sangre). En ambas afecciones, el control del organismo sobre el nivel de azúcar en sangre, estricto en circunstancias normales, se ve reducido en mayor o menor grado.

Los especialistas en nutrición recomiendan ingerir como máximo unos 60 g diarios de los azúcares denominados «extrínsecos», exceptuando los contenidos en la leche. Son azúcares que no se encuentran dentro de las paredes celulares de los alimentos que se consumen. El zumo de fruta, por tanto, debe contabilizarse dentro de la ingesta máxima, mientras que no sucede lo mismo con la fruta natural. Este límite máximo puede parecer generoso, pero si lee detenidamente las etiquetas de los productos alimentarios verá que muchos de ellos, incluso los salados y los «bajos en calorías», contienen 30 g por ración.

## NIVEL BAJO DE AZÚCAR EN SANGRE (HIPOGLUCEMIA)

Los azúcares refinados suelen absorberse rápidamente en el intestino, y el páncreas responde secretando grandes cantidades de insulina, que hace que el azúcar se introduzca en las células del organismo y se reduzca su nivel en la sangre, donde puede ser dañino. Sin embargo, unas tres o cinco horas después de comer, el nivel de azúcar en sangre puede ser tan bajo que provoque síntomas como migrañas, debilidad, mareo, confusión o agresividad.

Afortunadamente, la hipoglucemia puede contrarrestarse consumiendo más cereales o harinas integrales, por ejemplo, en forma de pan o de pasta, comiendo una cantidad limitada de fruta entera y siguiendo un programa de ejercicio (véanse págs. 90-91). Los alimentos integrales reducen el ansia de tomar azúcar al aportar cromo, que ayuda a regular la secreción de insulina. Tomar una pieza de fruta, exceptuando los plátanos, entre 30 y 60 minutos antes de comer puede reducir la necesidad de azúcar y, para las personas a régimen, disminuye la sensación de apetito.

## ANSIAS DE AZÚCAR

La teoría de que es posible volverse adicto al azúcar cuenta con un respaldo científico cada vez mayor. El azúcar libera algunas de las sustancias químicas que se producen de forma natural en el cerebro para calmar el mal humor y aumentar la tolerancia al dolor, tanto físico como emocional. Algunos de nosotros tenemos un déficit innato de estas sustancias y, como resultado, sentimos ansias de tomar azúcar porque nos hace sentir mejor.

Si tiene usted una gran necesidad de tomar azúcar, es imprescindible que reduzca su ingesta antes de iniciar un régimen de depuración para minimizar los síntomas de abstinencia. Asimismo, quizá le convenga realizar una «depuración del azúcar».

## LA DEPURACIÓN DEL AZÚCAR

Si consume usted mucho azúcar, redúzcalo progresivamente durante unas semanas y después elimínelo por completo. Si es una persona golosa, pero tiene voluntad para controlar más o menos la dosis de azúcar, o si tiene mucha prisa, deje de consumirlo de golpe. Es probable que durante los primeros cinco o seis días experimente síntomas como náuseas, diarrea, irritabilidad y dolor de cabeza, por lo que es conveniente elegir un momento en el que estas molestias no interfieran en un compromiso o una celebración importantes.

**LA DEPURACIÓN DEL AZÚCAR:** puede resultar difícil, pero es posible aliviar la ansiedad mediante la relajación, la meditación o el yoga.

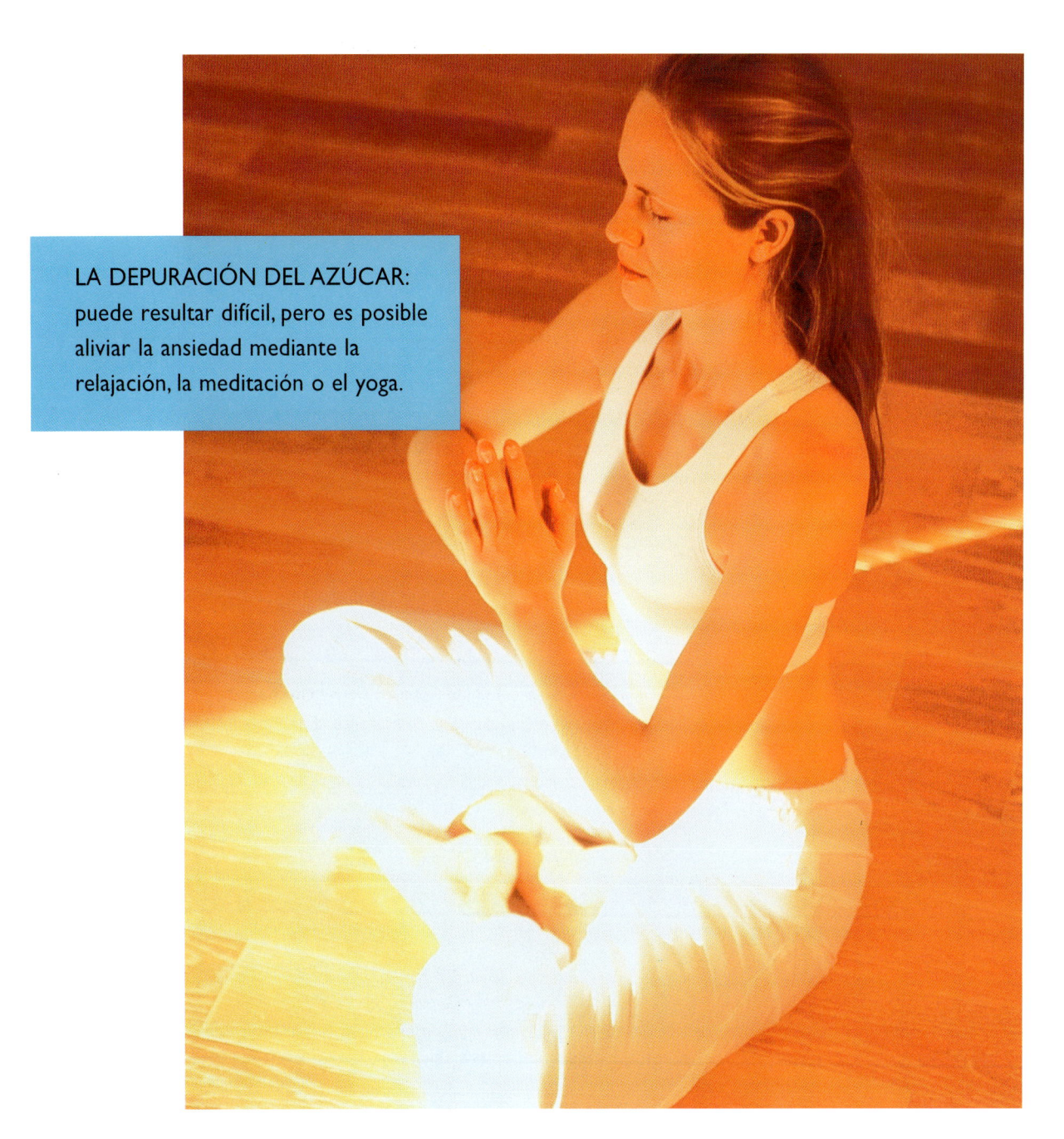

Beber agua en abundancia, entre seis y ocho vasos al día, ayuda a reducir la severidad de los síntomas. Procure no sustituir el azúcar por grasas o alcohol. No tome zumos de fruta durante este proceso depurativo. Si no puede resistirlo, tome sólo dos piezas de fruta al día, pero es preferible no consumir fruta hasta que hayan pasado los peores síntomas. No tome edulcorantes artificiales, ya que sólo perpetuarán su ansia de ingerir alimentos dulces.

**ÚLTIMAS INSTRUCCIONES:** tras la depuración, obsequie a su hígado con unos días sin alcohol a la semana, como mínimo.

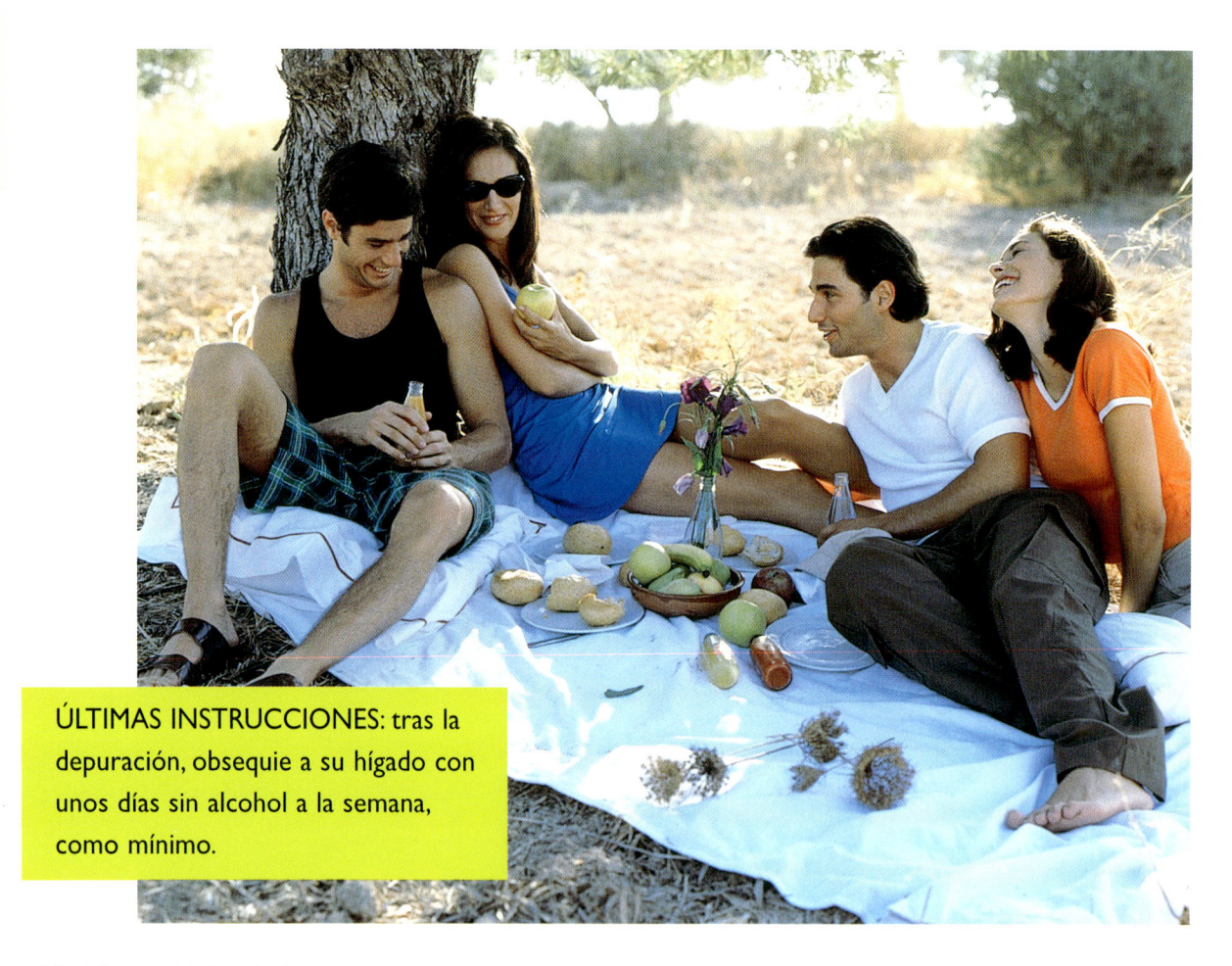

## LOS PROBLEMAS DEL ALCOHOL

El alcohol, incluso en cantidades moderadas, puede producir varios problemas. No sólo interfiere en la absorción de algunos nutrientes importantes, sino que el hígado requiere un aporte adicional de nutrientes para poderlo descomponer en sus sustancias integrantes más inocuas, el dióxido de carbono y el agua. Además, este proceso es tan vital que el hígado da prioridad a la eliminación del alcohol y puede dejar de lado otras funciones importantes.

Aunque la mayoría de las personas pueden tolerar sin problemas una o dos copas al día, abstenerse por completo de consumir alcohol unos días a la semana permite que el organismo se recupere y reduce los riesgos de trastornos hepáticos, cardíacos y nerviosos, inflamación y ulceración del estómago, hipoglucemia y diabetes e inflamación del páncreas, obesidad, inmunosupresión, impotencia y anomalías en el feto. Si deja de tomar las dos copas diarias habituales y las toma todas juntas durante el fin de semana, eliminará el efecto beneficioso de la abstención, ya que su hígado sufrirá una sobrecarga. No sólo circularán por su organismo el alcohol y todos sus productos de descomposición tóxicos, sino que, además, su hígado será incapaz de realizar sus funciones normales.

## EL ALCOHOL Y EL RÉGIMEN DE DEPURACIÓN

Obviamente, la abstinencia forma parte de cualquier régimen de depuración. Si cree que no podrá sobrevivir absteniéndose de tomar alcohol durante unos días, es muy probable que sufra un problema de alcoholismo y, por tanto, debería pedir ayuda o acudir a un especialista. Antes de iniciar un régimen de depuración, debe consultar sin falta a su médico si:

- Ha tenido problemas como ataques, delírium trémens, depresión o agitación al dejar el alcohol.
- Consume *cualquier* otra sustancia tóxica además de dos bebidas alcohólicas al día.

Si consume regularmente más de tres bebidas alcohólicas al día, debería reducir esta cantidad antes de iniciar el régimen de depuración. Durante este período, su hígado se verá beneficiado si consume una dieta nutritiva (véanse págs. 110-123) y toma un buen suplemento de vitaminas y minerales.

## MANTENER UN BAJO NIVEL DE TOXINAS

Muchas personas consideran inaceptable la idea de abstenerse por completo de tomar alcohol, excepto durante un régimen depurativo, ya que creen que interferiría en su vida social. Además, puede argumentarse que el alcohol es beneficioso en algunos aspectos. Dos vasos de vino durante una comida pueden ayudar a la digestión y, como la comida retarda la absorción del alcohol, el hígado tiene más tiempo para eliminarlo gradualmente.

Asimismo, el vino tinto contiene proantocianidinas, que actúan conjuntamente con la vitamina C para eliminar las peligrosas sustancias químicas denominadas radicales libres antes de que puedan causar cualquier daño.

## EVITE LAS «CALORÍAS VACÍAS»

Las «calorías vacías» proceden de alimentos ricos en energía pero faltos de otros nutrientes, como minerales y vitaminas. El mejor ejemplo es el azúcar blanco, que se refina a partir de la caña de azúcar o de la remolacha. La melaza rica en nutrientes que queda tras la extracción del azúcar puede emplearse como edulcorante cuando su sabor fuerte no supone un problema, por ejemplo en el caso de algunos alimentos picantes.

Las calorías del alcohol no están totalmente «vacías». Además de las proantocianidinas (también presentes en la uva y el mosto), algunos vinos contienen vitamina C, y la cerveza contiene vitaminas del complejo B. Sin embargo, la proporción de estos nutrientes es mínima en relación con el número de calorías que aporta el alcohol (casi el doble de calorías que de hidratos de carbono o proteínas).

Además, y lo que es peor, las calorías derivadas del alcohol suelen transformarse en grasa, que se acumula en forma de tejido adiposo en el hígado, a menos que nuestra ingesta total de calorías sea baja, en cuyo caso es probable que nuestra dieta sea deficiente en otros nutrientes.

> **EVITE LOS MEDICAMENTOS:** utilice en la medida de lo posible remedios naturales para curarse.

## DEPURARSE DE LOS MEDICAMENTOS

Todos los medicamentos someten el hígado a una presión. Muchas medicinas producen adicción, es decir, hace falta una dosis cada vez mayor para conseguir el mismo efecto y se presentan síntomas de abstinencia al intentar dejarlas. Si el hígado está sobrecargado y presionado, no puede eliminar completamente los medicamentos, y los productos de descomposición pueden acumularse en el tejido adiposo. En ocasiones, los propios productos de descomposición son tóxicos, por lo que pueden causar síntomas e incluso intoxicar el hígado, mermando su eficacia.

## MEDICAMENTOS SIN RECETA

El abuso de los medicamentos sin receta suele pasar inadvertido, ya que éstos pueden obtenerse legalmente y en general son menos tóxicos que otros fármacos. Suelen tomarse para aliviar síntomas agudos, como el dolor de cabeza, o bien síntomas alérgicos, como los estornudos o la congestión nasal. Desgraciadamente, los analgésicos pueden ser en ocasiones los culpables de los mismos dolores que pretendemos aliviar con ellos, y es fácil llegar a tomarlos diariamente o varias veces a la semana. En general, conviene buscar terapias naturales, como los suplementos nutricionales, las hierbas, la homeopatía o la naturopatía para mejorar la salud, y evitar en la medida de lo posible tomar fármacos, que aumentan la carga de trabajo de los sistemas depurativos (véase apartado anterior).

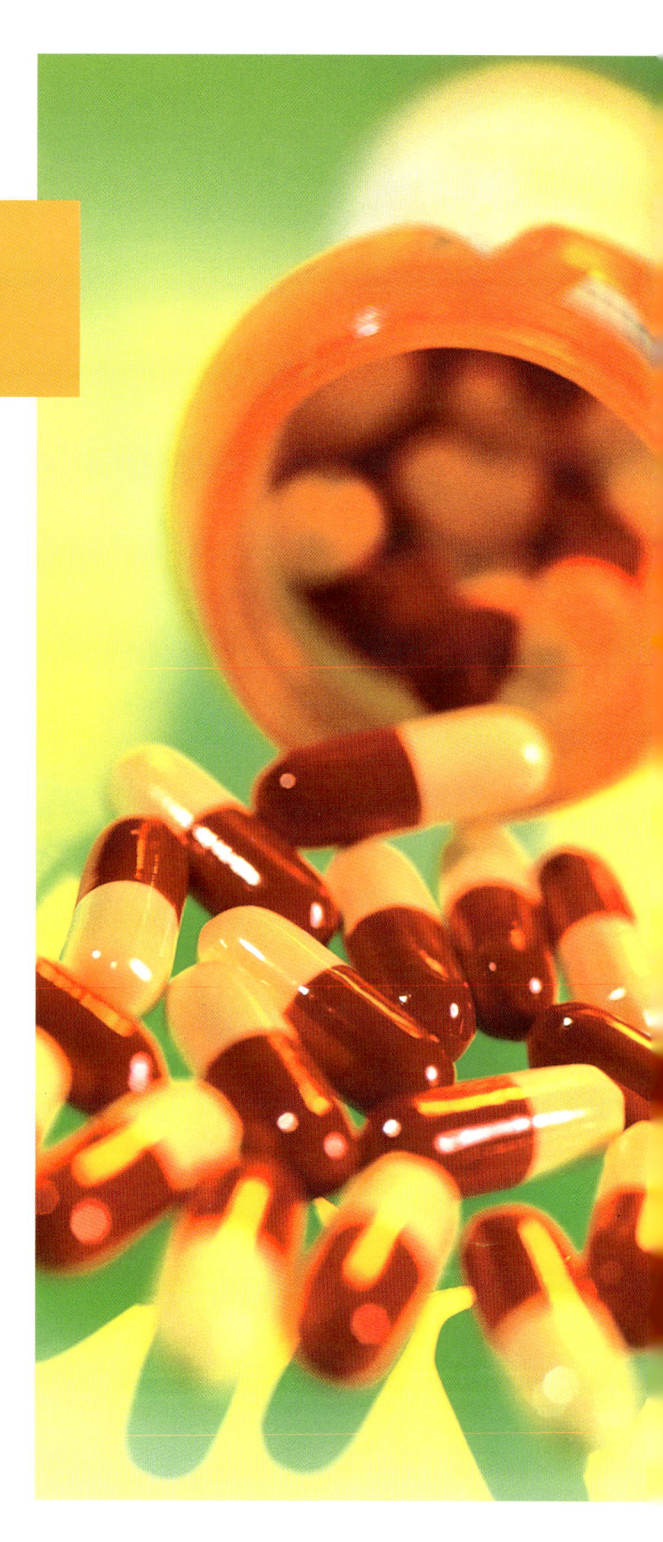

## MEDICAMENTOS RECETADOS POR EL MÉDICO

Algunos médicos tienden a sobrestimar la utilidad de los medicamentos convencionales, si bien es cierto que, contrariamente, los especialistas en medicina alternativa pueden subestimarla. Antes de dejar de tomar un medicamento, o de modificar su dosis, es importante consultar al profesional que nos lo ha recetado. Si toma usted una medicación recetada o padece cualquier enfermedad, consulte a su médico antes de iniciar un programa de depuración. Quizá tenga que volver a consultarlo una vez iniciado el programa para ajustar la dosis de medicación, si es necesario. Por ejemplo, es posible que su presión sanguínea o su nivel de colesterol desciendan, cosa que permitirá reducir o incluso interrumpir la medicación.

## DROGAS RECREATIVAS

El primer paso para abandonar el consumo habitual de drogas duras o tranquilizantes es darse cuenta de que estas sustancias pueden producir graves daños, y atreverse a pedir ayuda a un especialista. Dejar de forma inmediata algunas de estas drogas puede ser peligroso. Cualquier programa de desintoxicación debe ser supervisado por un profesional para que la eliminación de la sustancia sea gradual y puedan usarse tratamientos coadyuvantes, como medicamentos y hierbas. A menos que le aconsejen lo contrario, puede reducir los síntomas de abstinencia con una dieta rica en fruta y hortalizas.

### DEJAR LAS **DROGAS** Y LOS **FÁRMACOS**

Pida consejo a su médico o a un especialista sobre cómo dejar los medicamentos sin receta y las drogas, y déjelos antes de iniciar el programa de depuración que haya elegido. Algunas drogas, especialmente la marihuana, se acumulan en el tejido adiposo. Al dejar de tomarlas, pueden producirse episodios recurrentes o «flashbacks» y otros síntomas persistentes, por lo que debe usted darse tiempo. Puede acelerar el proceso de abstinencia por medio de la sudoración, ya sea mediante ejercicio, saunas u otros tratamientos de hidroterapia (véanse págs. 94-97), perdiendo peso o bien tomando hierbas como el hidrastis, el diente de león o el cardo mariano (véanse págs. 74-76). Si se siente inquieto, la valeriana puede serle de ayuda (véase pág. 76), pero no conduzca ni manipule maquinaria mientras la tome. Para cualquier duda sobre la dosis de preparados a base de hierbas, consulte a un especialista.

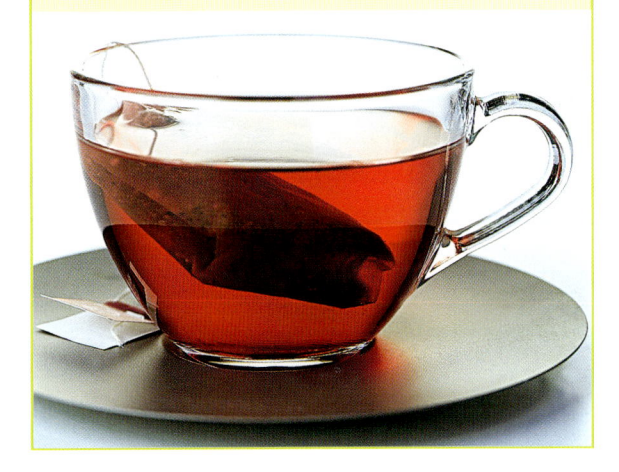

## DEJAR DE FUMAR

El humo del tabaco contiene más de 4.000 sustancias químicas, de las que más de 50 se han identificado como cancerígenas. Además, el tabaco es una de las principales causas de trastornos cardíacos. Seguramente usted ya lo sabe, pero sigue fumando. Ello es debido a que el tabaco crea adicción. Al igual que el azúcar, el tabaco puede potenciar la producción de sustancias químicas naturales que actúan sobre el cerebro sosegando el ánimo y aumentando la tolerancia al dolor, tanto físico como emocional. Lo ideal sería que dejase de fumar antes de iniciar un régimen de depuración, pero, si le resulta imposible, reduzca tanto como pueda el consumo de tabaco.

## PLANIFIQUE CÓMO DEJAR DE FUMAR

Muchos médicos creen que lo mejor que pueden hacer los fumadores para restaurar su organismo es dejar de fumar. A pocas personas les resulta fácil, pero existen formas y medios para lograrlo. Una opción es elegir un día para dejarlo y, sencillamente, hacerlo. Usted sabe que los síntomas de abstinencia no durarán eternamente, y que pronto se sentirá mejor.

Otra opción es seguir un procedimiento en dos fases. Primero, deje de fumar y use parches o chicles de nicotina. Si anota en qué momentos le apetece un cigarrillo en su diario de la alimentación, el estado de ánimo y el ejercicio (véase pág. 33), podrá determinar si existen factores desencadenantes evidentes que lo inducen a fumar, por ejemplo, el momento de la sobremesa, en cuyo caso puede reducirse el ansia de tabaco sustituyendo el cigarrillo por un chicle. Si sus hábitos como fumador son menos regulares, puede utilizar un parche que libere nicotina de forma constante.

Al cabo de un tiempo, se habrá acostumbrado a no fumar, a encontrar otras formas de relajarse, a evitar los lugares que en los que siente tentaciones de encender un ci-

### TABAQUISMO **PASIVO**

Aunque usted no fume, su salud puede verse perjudicada por la inhalación pasiva del humo del tabaco. Los no fumadores son más sensibles al humo que los fumadores habituales, y se ha demostrado que el humo ambiental contiene una mayor concentración de algunas sustancias tóxicas.

Los fumadores pasivos pueden protegerse hasta cierto punto tomando nutrientes antioxidantes, como las vitaminas C y E.

Los fumadores pueden sentirse motivados a dejar de fumar para que un niño o un ser querido no sufran los efectos nocivos del tabaquismo pasivo. Actualmente existen pruebas que respaldan la creencia de que los padres pueden proteger a sus futuros hijos si ambos dejan de fumar antes de intentar la concepción. Las divisiones celulares necesarias para la producción del esperma tardan tres meses en completarse, y el padre puede perjudicar este proceso si fuma.

Estos tres meses permiten asimismo que el organismo de la madre se reponga de los efectos nocivos del humo del tabaco y resuelva cualquier carencia nutricional derivada del tabaquismo.

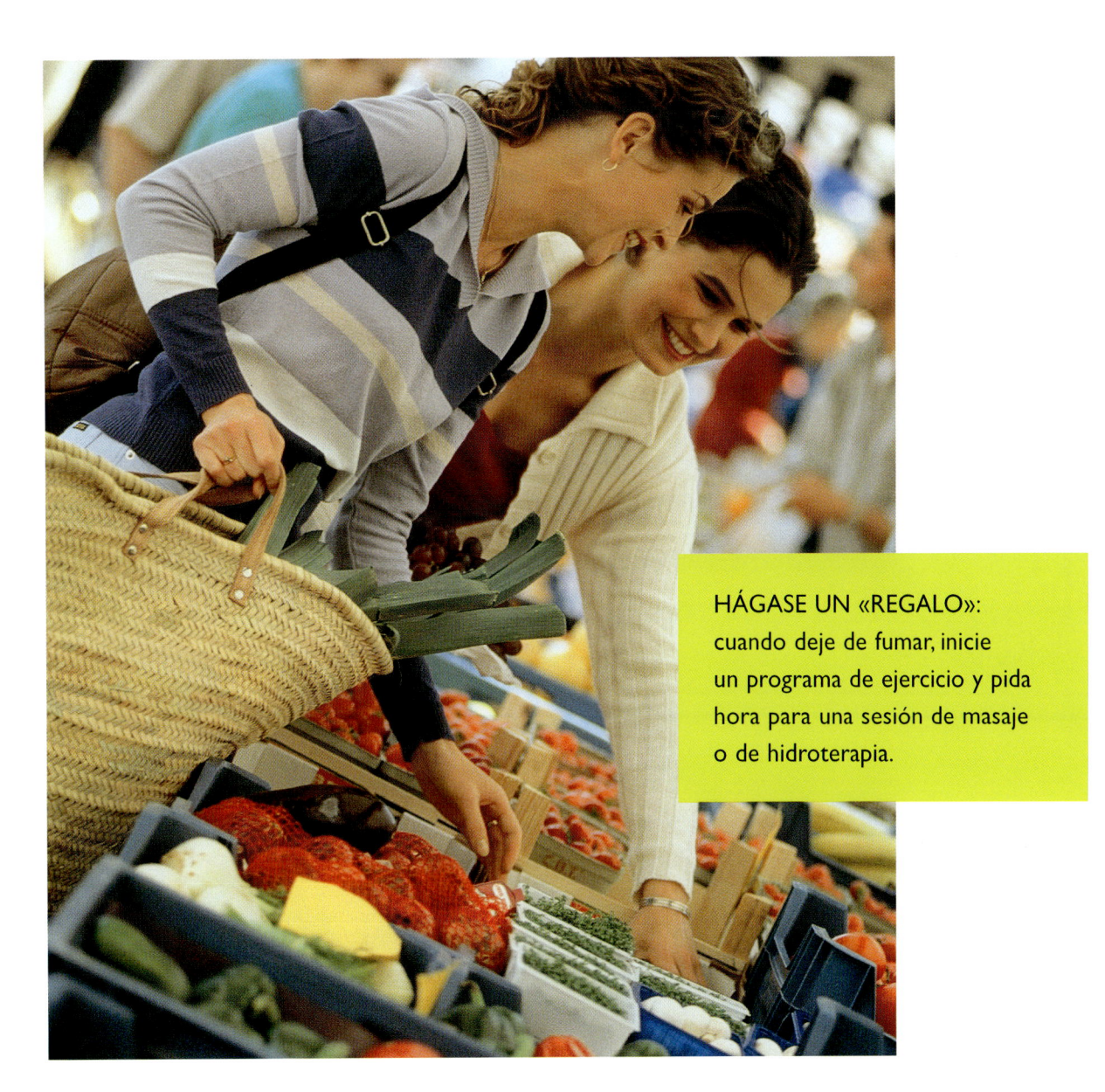

**HÁGASE UN «REGALO»:** cuando deje de fumar, inicie un programa de ejercicio y pida hora para una sesión de masaje o de hidroterapia.

garrillo y a tomarse las cosas con calma. Si lo desea, acuda a una terapia de grupo. Cuando haya pasado lo peor, empiece a reducir la dosis de nicotina. No espere demasiado, ya que ésta sigue dando trabajo a su hígado. Un aliciente podría ser una inversión en algo que realmente desee con el dinero que se ha ahorrado, pero evite las recompensas en forma de comida, ya que no es cuestión de engordar.

Cuando deje de fumar, siga una dieta lo más sana posible (véanse págs. 110-123) para compensar las carencias nutricionales y ayudar al cuerpo a reparar los daños provocados por el tabaco. Tome un buen suplemento de vitaminas y minerales, inicie un programa de ejercicio (véanse págs. 90-91) y siga algunas de las sugerencias de hidroterapia (véanse págs. 94-97).

Regímenes **de depuración**

# Programa de Limpieza en 30 días

Este programa consiste en un régimen moderado pensado para quienes realizan un tratamiento de depuración por primera vez. Sin embargo, contiene opciones más severas por si usted ya ha seguido uno o varios de los programas más breves, o ya lleva una vida muy saludable.

Puede usted seguir yendo a trabajar, pero es mejor que elija un mes en el que no esté muy ocupado para dedicar tiempo a relajarse, hacer ejercicio y aplicarse masajes. El programa está pensado para iniciarse en sábado. Puede serle útil contar a sus compañeros de trabajo lo que está haciendo y pedirles su apoyo. Si tiene algún compromiso social ineludible, intente conseguir el apoyo de sus huéspedes o invitados para cumplir su programa de depuración. Como último recurso puede seguir el Plan de emergencia (véase recuadro de la pág. 46), que prolonga dos días el tratamiento cada vez que lo lleve a la práctica.

### QUÉ PUEDE COMER Y BEBER

No debería pasar hambre (excepto los fines de semana si elige el Plan intensivo opcional de la página 48, que es más riguroso). Puede tomar tres comidas principales y hasta tres tentempiés al día: aunque se limitan los tipos de alimentos, no se restringe la cantidad. Sin embargo, las personas que deseen adelgazar deberían reducir la dosis de aceite de oliva para aliñar las ensaladas.

El régimen del programa de Limpieza en 30 días consiste en generosas raciones de hortalizas y fruta, con algo de proteínas y pequeñas cantidades de grasa. Consuma las hortalizas y la fruta crudas o sólo ligeramente cocidas para conservar al máximo su frescor y, preferiblemente, elija productos de cultivo biológico. Conviene que dos o más comidas al día sean ricas en carotenoides y vitamina C.

Los **carotenoides** se encuentran en las naranjas y en las frutas y hortalizas de color verde, anaranjado o rojo, como las zanahorias, los boniatos, las espinacas, los melones, los albaricoques, los melocotones, las calabazas, el tomate, las verduras de primavera, el berro, el brécol y la col de Bruselas. Los carotenoides se destruyen por la acción del calor al enlatar, hervir o cocer al vapor los alimentos, y también por la acción del aire y la luz, por ejemplo cuando se dejan secar las frutas al sol. Procure consumir siempre estos alimentos frescos, crudos o sólo ligeramente cocidos.

La **vitamina C** se encuentra en los cítricos, el kiwi, las grosellas negras, el brécol, el tomate, las fresas, la col cruda, los pimientos, el perejil y la guayaba. La vitamina C se destruye al cocerse los alimentos a temperaturas elevadas y durante el almacenamiento de los mismos, por lo que, una vez más, procure consumir estos alimentos frescos, ya sean crudos o bien ligeramente cocidos.

### QUÉ DEBE EVITARSE

El programa de Limpieza en 30 días excluye los alimentos que con mayor frecuencia causan intolerancias alimentarias

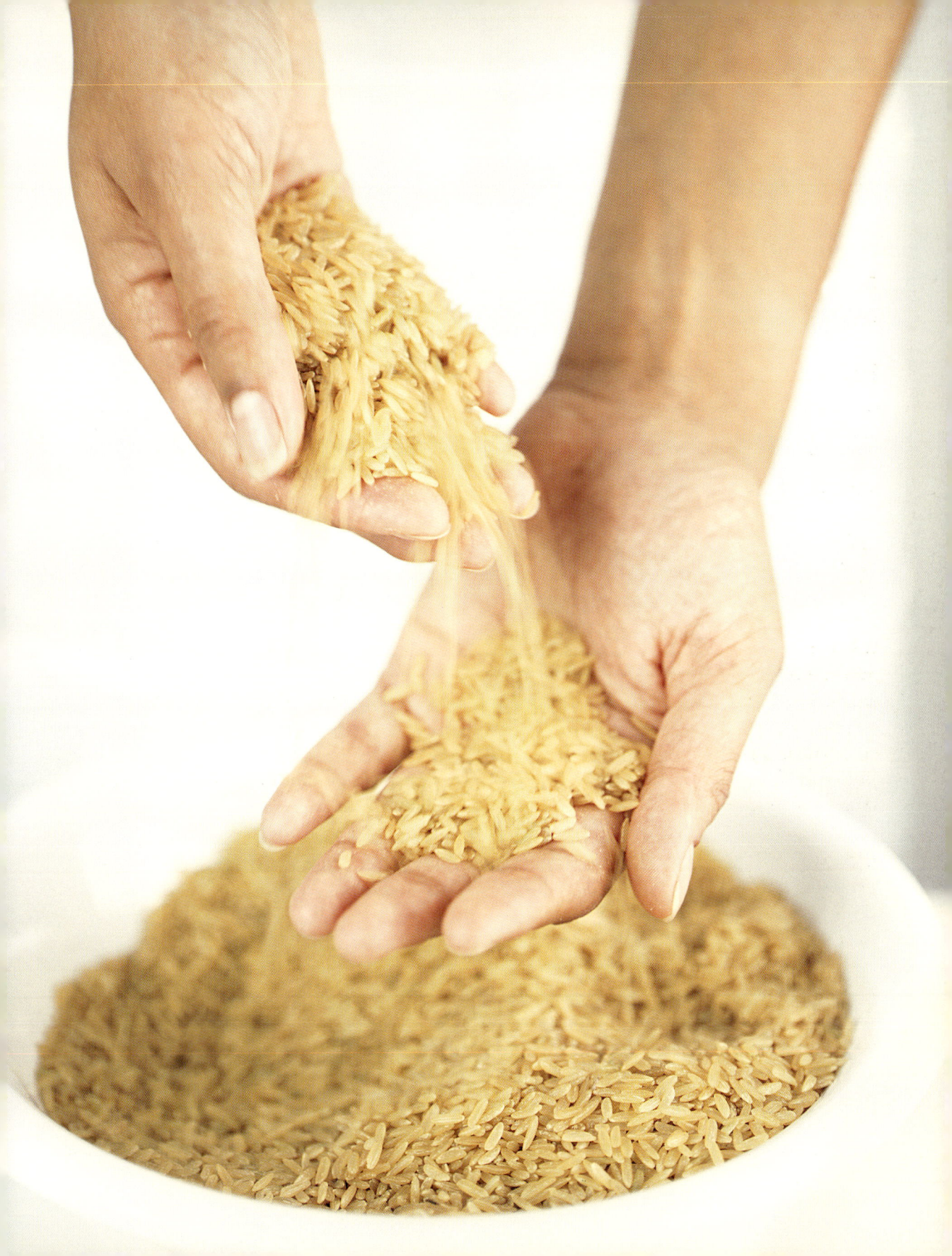

## 46 Cómo depurarse

se incluyen opciones adicionales. Si experimenta cualquier síntoma tras comer alimentos que previamente hayan sido excluidos, absténgase de tomarlos durante todo el programa (véase Alergias e intolerancias, págs. 88-89, y para el mantenimiento, págs. 110-123).

### PREPÁRESE PARA LA LIMPIEZA

La semana previa al inicio del programa de Limpieza, lea los apartados cómo reforzar la depuración, de hierbas y ayudas (véanse págs. 74-76) y reúna todo lo que va a necesitar, como un cepillo para la piel, aceites de aromaterapia y de masaje, sales de hidroterapia y los suplementos que haya elegido. Si no tiene licuadora ni batidora, pídalas prestadas. Los elementos básicos de la dieta consisten en aceite de oliva prensado en frío, agua mineral sin gas y otras bebidas, como tisanas de hierbas (pág. 77) y preparados a base de hojas o raíces de diente de león (pág. 75). Procure tomar una dieta ligera durante los días previos y acuéstese temprano el viernes.

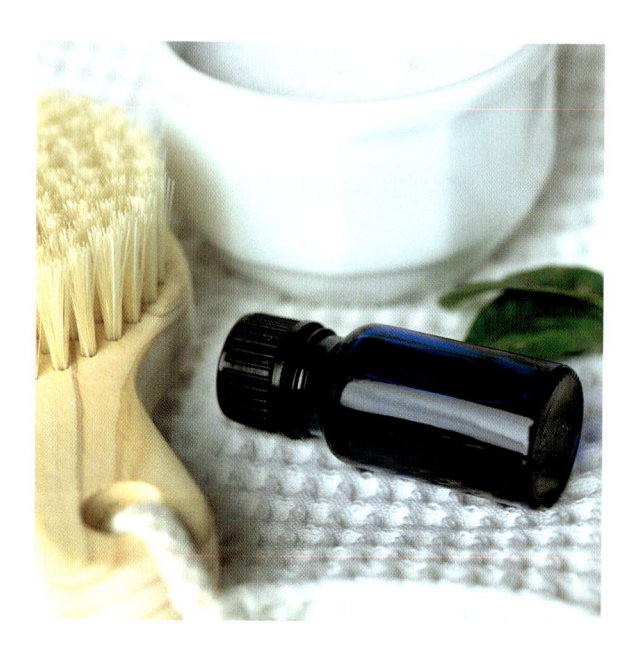

---

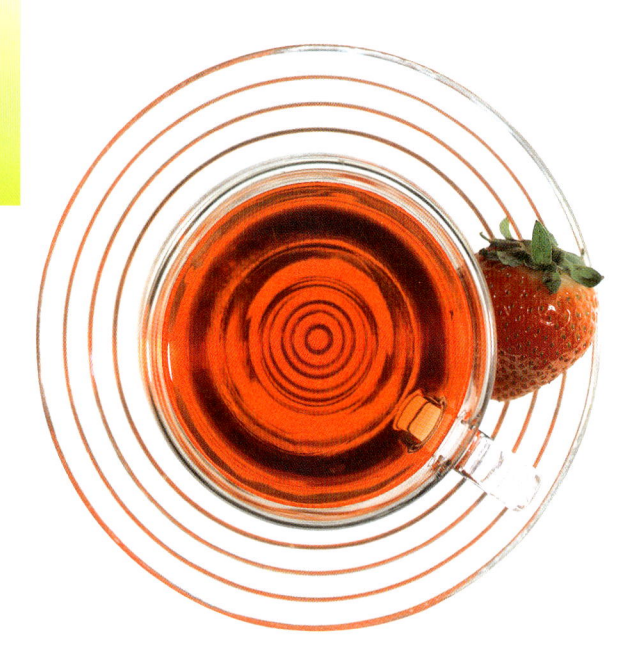

### PLAN DE **EMERGENCIA**

**ANTES DE ACOSTARSE**

- Beba al menos medio litro de agua (aromatizada con zumo de limón o de lima, si lo prefiere) o de tisana de diente de león.
- Tome un suplemento con una dosis elevada de vitaminas del complejo B y 1.000 mg de vitamina C.

**DURANTE LOS DOS DÍAS SIGUIENTES**

- Siga la primera semana del programa de Limpieza durante dos días y tome más vitamina C.
A continuación, retome el programa en el punto donde lo dejó.

---

(véanse págs. 88-89), como el trigo, la leche de vaca y sus derivados, los huevos, el azúcar y los edulcorantes artificiales, así como el alcohol, la cafeína y los refrescos carbónicos. Asimismo, debe evitar los alimentos ricos en grasas o en sal, y los que contengan aromas, colorantes y conservantes artificiales. No ingiera ningún alimento que sepa que no tolerará bien. La primera semana es estricta, pero siempre

## HORARIO BÁSICO PARA EL **PROGRAMA DE LIMPIEZA**

| | |
|---|---|
| Al levantarse | Tome dos vasos de agua tibia aromatizada con zumo fresco de lima o de limón.<br>Haga estiramientos.<br>Tome un baño o una ducha, cepillándose la piel (véase pág. 94) si dispone de tiempo. |
| Desayuno | Desayune los alimentos permitidos. |
| Bebida a media mañana | Beba agua con lima o limón, zumo de hortalizas (véase pág. 69) o bien un preparado a base de hojas o raíces de diente de león. Si siente apetito, puede tomar una pieza de fruta o bien hortalizas crudas. No tome zumos de frutas durante las primeras dos semanas de depuración. |
| Bebida antes del almuerzo | Tome agua o una tisana digestiva, por ejemplo, de menta o de hinojo, una media hora antes del almuerzo. Si lo prefiere, hierva rodajas de jengibre en un vaso de agua, en la cantidad que desee, o prepárese una tisana de hierbas (véase pág. 77). Puede prepararla antes de ir al trabajo y conservarla en un termo (caliente o fría). |
| Almuerzo | No beba líquidos durante el almuerzo, ya que la fruta y la verdura ya contienen agua en abundancia y cualquier líquido añadido diluirá los jugos digestivos.<br>Repose durante unos minutos (véanse págs. 100-101). Si está en el trabajo, intente salir un rato al aire libre a relajarse. |
| Bebida a media tarde | Tome agua con lima o limón, una tisana de hierbas o un zumo de hortalizas. Coma una pieza de fruta u hortalizas crudas si siente apetito, o bien una tisana de romero si está cansado (véase pág. 76). |
| Ejercicio | Si no está acostumbrado a hacer ejercicio, aumente su intensidad progresivamente (véase pág. 90). Mientras siga el programa opcional, no practique durante el fin de semana.<br>Tome una bebida media hora antes de la cena, tal como hizo antes del almuerzo. |
| Cena | Cene tan temprano como pueda para que cuando se acueste la digestión haya finalizado. No beba mientras cene.<br>Tome un baño o realice una sesión de hidroterapia (véanse págs. 94-97).<br>Procure acostarse temprano. Puede tomar una tisana relajante, por ejemplo de manzanilla, o bien un preparado de valeriana. Si siente apetito, tome una pieza de fruta u hortalizas crudas. |

# Plan intensivo **opcional**

Si ya ha seguido un programa de depuración con anterioridad o no experimenta más de cinco síntomas diarios (véase cuestionario de las páginas 22-23), ¿por qué no hace un esfuerzo extra durante uno o más de los fines de semana que engloba el programa de Limpieza?

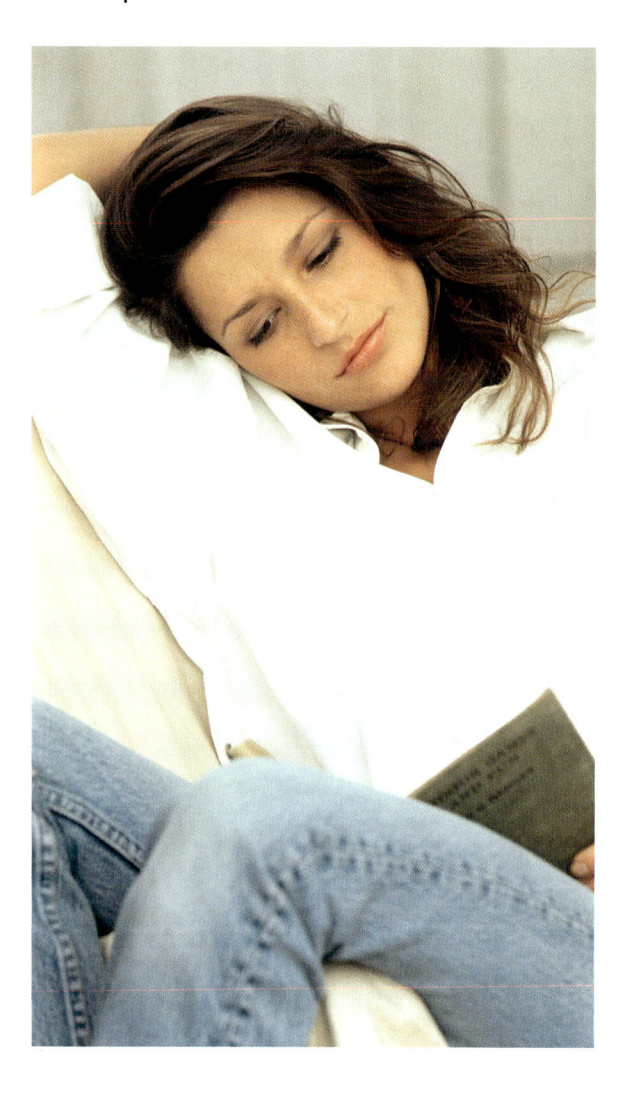

Quizá desee seguir un programa de depuración más intensivo. Otra opción es reservarse un fin de semana especial para más adelante: tómese tiempo libre y mímese ingiriendo comidas ligeras y realizando una actividad moderada. Si es su primera depuración, de momento seguramente tendrá bastante con seguir el régimen de cada semana. Siempre puede incluir Programas de fin de semana (véase pág. 64), miniayunos (véanse págs. 70-72) o monodietas (véanse págs. 70-73) como parte de su programa de mantenimiento (véanse págs. 110-123).

Para su depuración intensiva de fin de semana puede elegir entres las siguientes opciones:
- Uno o dos días de monodieta (véanse págs. 70-73).
- Un miniayuno durante uno o dos días (véanse págs. 70-72).
- Ayunar el sábado y tomar frutas u hortalizas crudas o ligeramente cocidas el domingo.

El ayuno de un día puede consistir en tomar sólo agua. Puede añadirle un poco de lima o de limón para darle sabor. Otra opción es beber un caldo de potasio (véase recuadro) o zumos de hortalizas. Tome algo de líquido cada dos horas, aumentando la frecuencia si tiene sed. Debe beber por lo menos diez vasos de líquido, pero no más de veinte. Procure beber a pequeños sorbos y enjuagarse la boca para mantenerla fresca. El segundo día, consuma fruta y hortalizas crudas.

## CALDO DE POTASIO

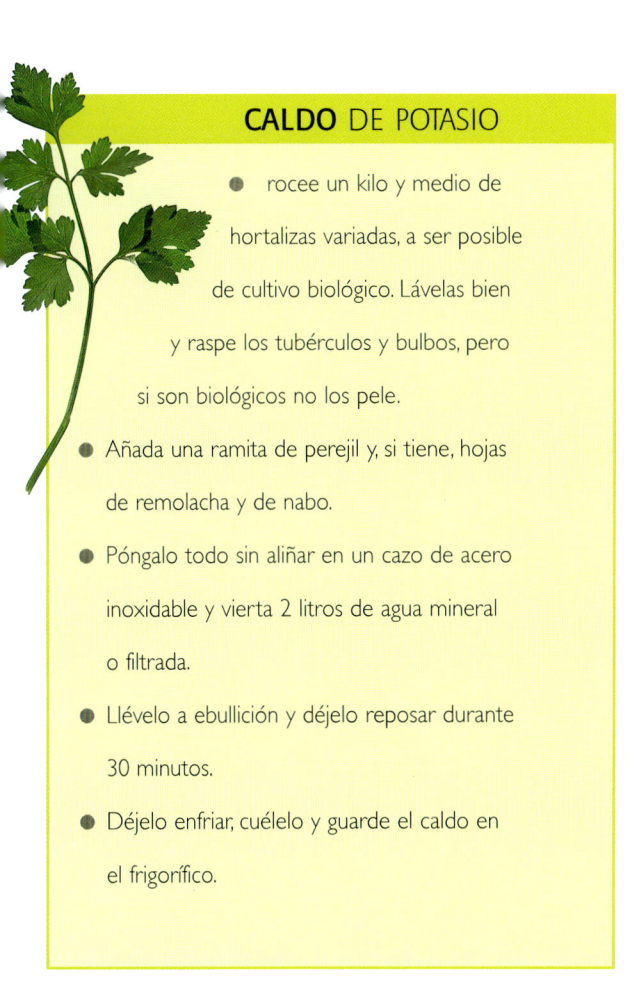

- rocee un kilo y medio de hortalizas variadas, a ser posible de cultivo biológico. Lávelas bien y raspe los tubérculos y bulbos, pero si son biológicos no los pele.
- Añada una ramita de perejil y, si tiene, hojas de remolacha y de nabo.
- Póngalo todo sin aliñar en un cazo de acero inoxidable y vierta 2 litros de agua mineral o filtrada.
- Llévelo a ebullición y déjelo reposar durante 30 minutos.
- Déjelo enfriar, cuélelo y guarde el caldo en el frigorífico.

Si le resultan difíciles de digerir, cuézalas ligeramente. Al igual que durante el programa de Limpieza, consuma frutas y hortalizas ricas en carotenoides y vitamina C (véase pág. 44).

### PARA SU SEGURIDAD Y COMODIDAD

Durante un ayuno o una monodieta, es importante descansar y ponerse prendas de vestir cálidas si se tiene frío. NO conduzca ni manipule maquinaria mientras ayune. Durante su primer ayuno, es posible que se sienta un poco aturdido y que tenga la lengua rasposa. Es posible que su sudor desprenda mal olor y que quiera ducharse o bañarse con más frecuencia de la habitual, pero no tome baños calientes. (Véase el apartado de efectos secundarios y síntomas de abstinencia en las págs. 82-85.) Puede hacer algo de ejercicio moderado, preferiblemente al aire libre.

La presencia de síntomas de abstinencia o efectos secundarios indica que la depuración está en marcha, y lo más probable es que estos síntomas sean menos severos cada vez que ayune o se ponga a régimen. Por este motivo, se recomienda empezar con el programa más moderado e incrementar la intensidad de los programas de fin de semana a medida que la salud mejore. Si tiene que ir a trabajar el lunes, incluya hortalizas ricas en féculas en la cena del domingo.

# Primera semana

Durante la primera semana se sigue un régimen limitado y sencillo. El objetivo es que el organismo descanse para que no tenga que digerir y procesar alimentos con un bajo valor nutritivo, como el azúcar refinado y el alcohol, o con un valor nulo, como los aditivos alimentarios.

## LISTA DE LA COMPRA

- Arroz integral, quínoa, mijo o alforfón, también en forma de harina, copos y pastas sin huevo.
- Tortas y galletas de arroz o bien arroz inflado.
- Fruta (entre tres y cuatro piezas diarias como mínimo) y hortalizas frescas (entre tres y cinco raciones diarias como mínimo): elija las que más le gusten, pero procure que sean variadas (véase apartado Superhortalizas, pág. 78) e incluya algunas de las que aparecen en la página 44, que contienen carotenoides y vitamina C. Esta semana debe reducir el consumo de hortalizas de la familia de las crucíferas (patatas, tomates, pimientos, berenjenas). Como alternativa puede tomar boniatos, guisantes y bulbos, que también sacian el apetito.
- Hierbas, si es posible frescas, y especias para condimentar. Si puede, evite la sal.
- Pescado fresco o congelado. También puede tomarlo enlatado en agua o sal, pero no en aceite. Evite el ahumado.
- Leche de arroz. Si no la encuentra sin aditivos, puede prepararla usted mismo añadiendo un tazón de arroz hervido a cuatro tazones de agua mineral o filtrada, con una cucharadita de esencia de vainilla, si lo desea. Bata o licue la mezcla hasta que los grumos de deshagan, déjela reposar una hora y tamícela. Póngala a enfriar y agítela bien antes de tomarla.
- Limones o limas para aromatizar el agua.
- Aceite de oliva.

## RÉGIMEN

Es importante consumir suficientes proteínas para que el hígado y el sistema inmunológico puedan recuperarse; coma pescado una o dos veces al día. Si es usted vegetariano o no soporta el pescado, consuma cereales en abundancia. Tanto la quínoa como el mijo contienen proteínas completas (véanse Tiempos de cocción de los cereales en la página 55). Si le preocupa que su dieta esté falta de calcio, lea la lista de la página 123. Aliñe las ensaladas con un poco de aceite de oliva, añadiéndoles zumo de lima o de limón y una cantidad generosa de las hierbas que más le gusten.

### ¡RECUERDE!

- Tome entre seis y ocho vasos de agua mineral a diario.
- En las comidas, tome suplementos vitamínicos y minerales (véanse págs. 122-123) y otros preparados a base de hierbas (véanse págs. 74-76).

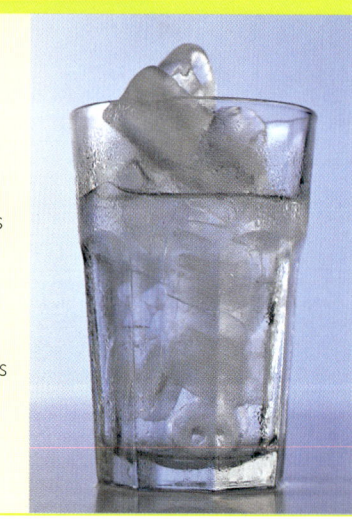

## SUGERENCIAS PARA EL DESAYUNO

**Dos piezas de fruta**

**Batido de frutas:** bata 200 ml de leche de arroz, un plátano, bayas o bien otras frutas, como un melocotón deshuesado o una pera sin el corazón.

**Arroz inflado** y leche de arroz.

**Una sopa** con cualquiera de los cereales permitidos (véanse Tiempos de cocción de los cereales, pág. 55).

**Tortas de arroz** y plátano aplastado.

## ALMUERZO Y CENA

Una de estas comidas deberá constar de un solo plato y la otra de dos, preferiblemente el almuerzo.

**Sugerencias para el primer plato:**

**Arroz integral** con curry vegetal (puede añadirle pescado si lo desea).

**Pasta de arroz o alforfón** con pescado al horno y hortalizas al vapor o bien ensalada.

**Pescado a la parrilla** con una buena ración de hortalizas al vapor y/o una ensalada con una vinagreta de aceite de oliva y zumo de lima o de limón.

**Arroz con verdura**, añadiéndole pescado si lo desea. Para variar, puede sustituir el arroz por mijo o quínoa (véanse Tiempos de cocción de los cereales, pág. 55).

**Pescado** al horno con una selección de verduras precocinadas.

● El segundo plato puede tomarse antes o después del primero. Lo ideal es que sea a base de verduras, por ejemplo una buena ensalada variada o una sopa de verdura casera, especialmente si entre una comida y otra toma fruta. Si le apetece algo dulce, tome media toronja o una macedonia de fruta en su zumo.

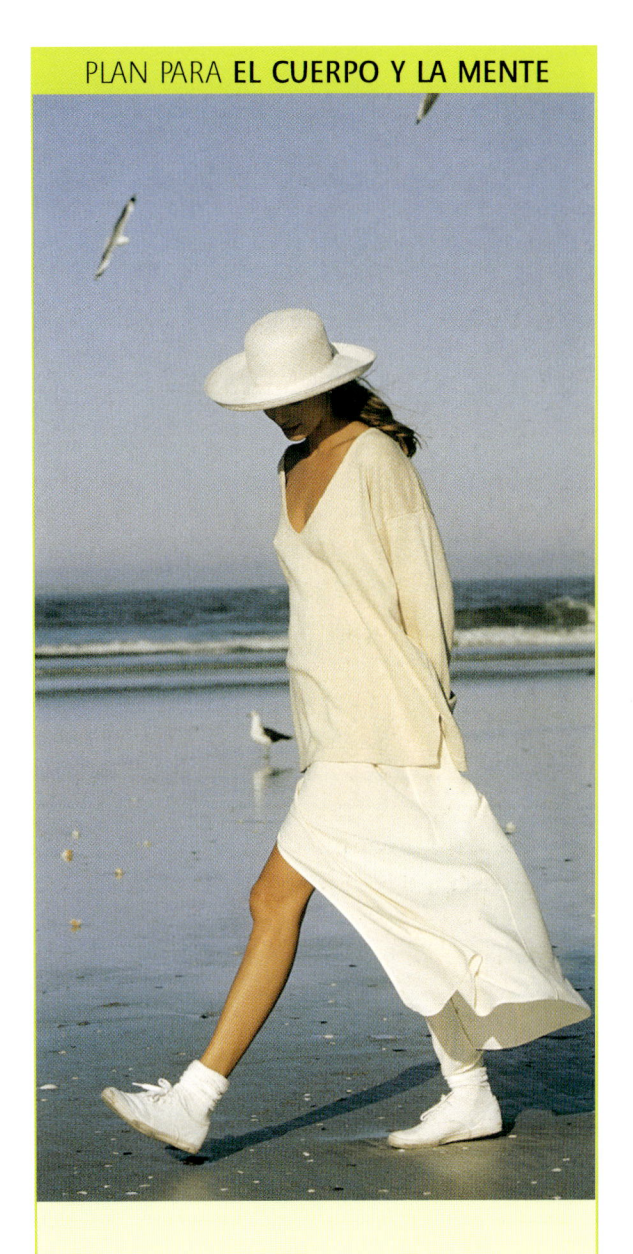

## PLAN PARA EL CUERPO Y LA MENTE

Dé un paseo de unos 15 minutos al aire libre. Tome baños prolongados con aceites esenciales relajantes (véase pág. 94). El régimen de esta semana es bastante estricto, por lo que deberá moderar el ejercicio físico.

#  Segunda semana

Esta semana puede empezar a tomar algunos de los alimentos excluidos la semana anterior. Normalmente, los efectos secundarios y los síntomas de abstinencia habrán remitido, y empezará a notar los efectos beneficiosos de la depuración.

Siga tomando productos frescos en abundancia cada día: el objetivo es tomar entre dos y cuatro piezas de fruta y entre tres y cinco raciones de hortalizas. No olvide beber mucha agua cada día y tomar los suplementos. Si desea perder peso, prolongue el régimen de la segunda semana durante varias semanas más. Es un régimen muy saludable, bajo en grasas y rico en fruta y hortalizas frescas.

### LISTA DE LA COMPRA

Además de la lista de la primera semana, ahora puede tomar:

- Hortalizas de la familia de las crucíferas: patatas, tomates, pimientos y berenjenas, siempre que no le produzcan alergias o intolerancias (véanse págs. 88-89).
- Aves de granja, si es posible. Antes de cocinarlas quíteles la piel, ya que es rica en grasas saturadas (véanse págs. 120-121).
- Leche y otros productos de soja, como tofu o yogur.
- Brotes de semillas y de judías (véase pág. 63).
- Judías y lentejas: son alimentos que sacian el apetito y son ricos en minerales. Además, contienen proteínas de alta calidad. Si le producen gases, hágalas germinar antes de cocerlas (véase pág. 55). Si las judías son secas, déjelas una noche en remojo y recuerde que deben cocerse haciéndolas hervir intensamente durante los primeros diez minutos en un cazo sin tapar. Las judías se conservan bien congeladas, por lo que puede ahorrar tiempo cociendo una gran cantidad y congelándolas en raciones para usarlas posteriormente.

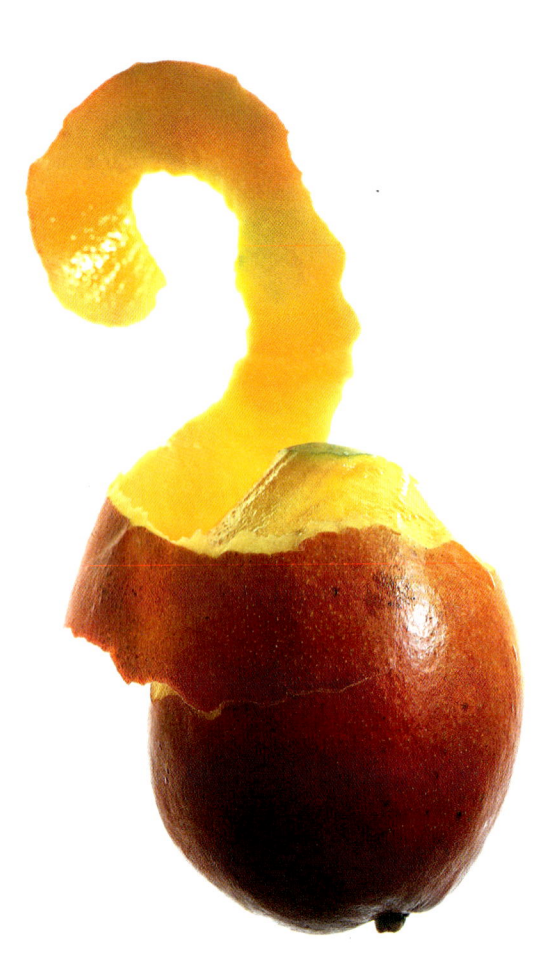

## SUGERENCIAS PARA EL MENÚ

Para desayunar, pruebe frutas que no suela consumir habitualmente. En las demás comidas, incluya una patata al horno una o dos veces a la semana. Si prepara paella o risotto, puede añadirle pollo, pero sólo debe tomar queso de tofu, nunca derivados de la leche. Para que las sopas le queden más consistentes, añádales lentejas y judías.

## SEGUNDO FIN DE SEMANA

Una vez más, puede optar por seguir el Plan intensivo opcional (véanse págs. 48-49) antes de tomar la mayor variedad de alimentos de la segunda semana. Otra alternativa es potenciar la depuración tomando un vaso de zumo de hortalizas (véase pág. 64) en lugar del desayuno y también como bebida a media mañana y a media tarde. Es una fuente concentrada de excelentes nutrientes de origen vegetal, como minerales, vitaminas, bioflavonoides y carotenoides (véase pág. 44), que suponen un auténtico estímulo para el hígado y lo ayudan a funcionar con eficacia.

## RÉGIMEN

Esta semana podrá elegir entre una mayor diversidad de alimentos, por lo que le resultará más fácil seguir el régimen, pero es importante que no tome cereales como trigo, centeno y cebada. No se salte el desayuno, ya que su organismo lleva horas sin recibir alimentos y necesita nutrientes, no sólo para cargarse de energía, sino también para poner en marcha el sistema depurativo. Aunque sienta apetito, tome fruta, entera o batida (véase pág. 51) para evitar la tentación de tomar dulces a lo largo de la mañana.

## PLAN PARA EL CUERPO Y LA MENTE

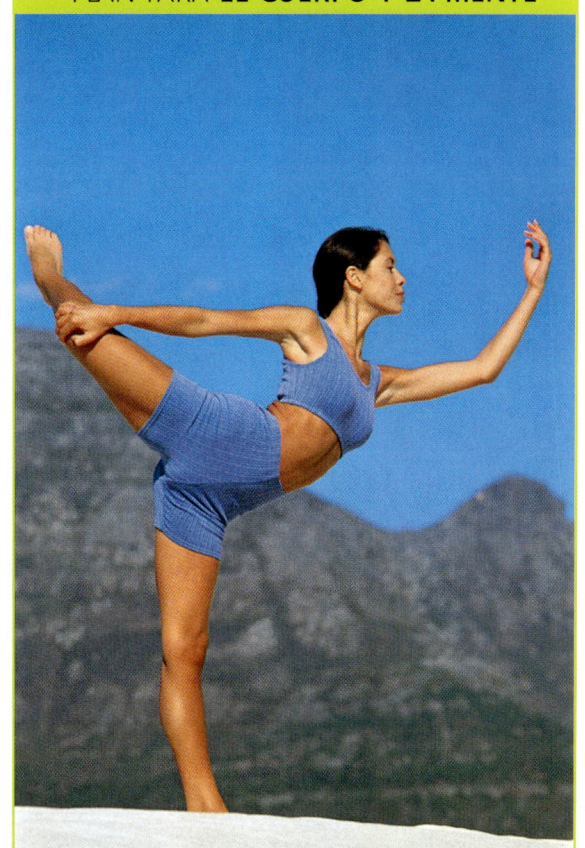

Esta semana debe aumentar la práctica de ejercicio. Sea más atrevido al realizar las tablas de estiramientos y las posturas de yoga. Aumente el tipo de ejercicio que beneficia el corazón y los pulmones (véase pág. 91). Es un buen momento para recibir una sesión de masaje o de aromaterapia. Lea las sugerencias para la purificación del entorno (véanse págs. 104-109) e intente llevarlas a cabo.

# Tercera semana

¡Enhorabuena! Ya ha llegado a la mitad del programa de Limpieza en 30 días. Esta semana, dedique unos minutos a responder al cuestionario de las páginas 22 y 23 para ver cómo ha mejorado su puntuación.

### TERCER FIN DE SEMANA
Como siempre, puede optar por seguir el Plan intensivo opcional (véanse págs. 48-49) o tomar el zumo de hortalizas recién hecho que sugerimos para el último fin de semana.

### LISTA DE LA COMPRA Y RÉGIMEN PARA LA TERCERA SEMANA
Naturalmente, puede seguir consumiendo los alimentos permitidos en la segunda semana, a los que ahora puede añadir:

- Frutos secos y su leche: tómelos con moderación, ya que contienen una elevada proporción de grasa, aunque sea en su mayor parte insaturada (véase pág. 121).
- Semillas de girasol y de calabaza y ajonjolí. También contienen grasa insaturada y pueden hacerse germinar previamente a su consumo. Si no tiene tiempo de hacerlas germinar, deje en remojo las semillas de girasol y de calabaza entre 15 y 20 minutos antes de espolvorearlas sobre la ensalada, ya que de este modo se vuelven más crujientes.
- Zumos de fruta recién hechos (si padece candidiasis, véase pág. 87). El zumo de fruta es una fuente concentrada de azúcar y debe diluirse en el mismo volumen de agua mineral o filtrada. Es mejor no consumir zumos envasados, ya que suelen llevar aditivos, como azúcar, o pueden contener levaduras que pueden evitarse al tomar el zumo recién hecho a partir de frutas no demasiado maduras.
- Huevos biológicos de cualquier clase.

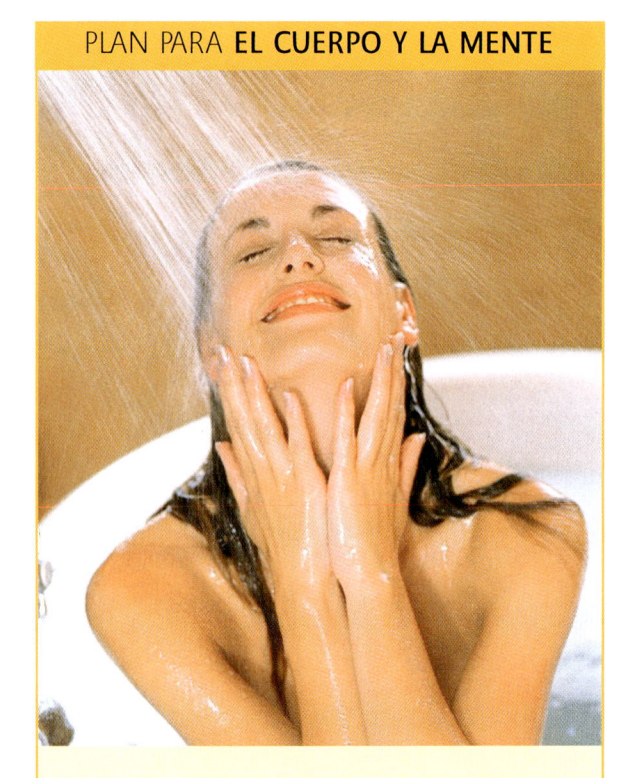

### PLAN PARA EL CUERPO Y LA MENTE

¿Por qué no toma una o dos saunas esta semana? También puede favorecer la depuración a través de la piel con sales de epsomita (véase pág. 96) o mediante la aplicación de vendajes (véase pág. 97). Incremente la cantidad de ejercicio físico y propóngase continuarlo tras el programa de Limpieza.

# RECETAS

## TIEMPOS DE COCCIÓN DE LOS CEREALES

Los tiempos de cocción pueden variar mucho dependiendo de la forma en que estén preparados los cereales. Si en el paquete no se incluye ninguna indicación, consulte la siguiente tabla, cuyos tiempos aproximados pueden reducirse considerablemente si los cereales se dejan previamente en remojo.

| Cereal | Cantidad (Medidas*) | Agua (Medidas*) | Tiempo de cocción (minutos) |
|---|---|---|---|
| Cebada | 1 | 3 | 20 |
| Arroz integral | 1 | 2 | 35-40 |
| Mijo | 1 | 3 | 35-40 |
| Avena | 1 | 2 | 45-60 |
| Quínoa | 1 | 2 | 15 |

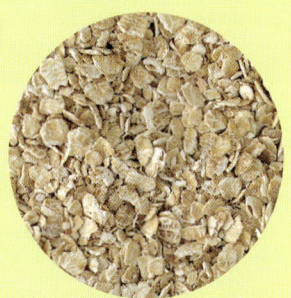

* Como medida tomamos la de un vaso de agua, equivalente a unos 250 ml. El número de medidas dependerá de la cantidad de comensales y de su apetito.

## LECHES Y CREMAS DE FRUTOS SECOS Y SEMILLAS

**Proporciones:**

| | |
|---|---|
| Crema de frutos secos | 1 medida de frutos secos por 1 de agua |
| Leche de frutos secos | 1 medida de frutos secos por 2 de agua |
| Leche de ajonjolí | 1 medida de semillas por 4 de agua |
| Leche de semillas de girasol | 1 medida de semillas por 2 de agua |

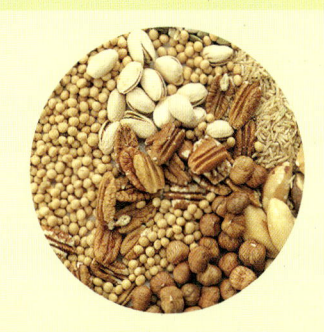

## LECHE Y CREMA DE FRUTOS SECOS

- Mida el agua y añádale los frutos secos para dejarlos una noche en remojo, o bien escalde los frutos secos durante dos o tres minutos en agua hirviendo.
- Cuele los frutos secos, pero reserve el agua.
- Muela los frutos secos con una batidora o un mortero.
- Añada el agua y bátalo hasta que se deshagan los grumos. Añádale vainilla al gusto.
- Guarde la crema en la nevera si no va a tomarla inmediatamente.

## LECHE DE SEMILLAS

Siga los pasos 3, 4 y 5. Si el sabor es algo amargo, añádale uno o dos dátiles frescos deshuesados.

**Frutos secos recomendados:**

Almendras, nueces del Brasil y anacardos.
Castañas y castañas de agua (¡si se desea adelgazar, ya que tienen menos grasa que la mayoría de frutos secos. Las castañas secas se dejarán una noche en remojo).
Coco (¡Atención!: tiene un alto contenido en grasa saturada), avellanas, nueces de Macadamia, pacanas, piñones, pistachos y nueces.

# Cuarta semana

¡Enhorabuena! Ya sólo le falta una semana para finalizar el programa de Limpieza en 30 días, y seguramente se sentirá más lleno de energía, más relajado y con menos síntomas.

### LISTA DE LA COMPRA Y RÉGIMEN

Puede optar por seguir el Plan intensivo opcional recomendado para el cuarto fin de semana o bien potenciar la depuración tomando los zumos de hortalizas recomendados para el segundo fin de semana (véase pág. 64).

- Puede incorporar a su dieta la avena, la cebada y el centeno y tomarlos en forma de bizcochos o tostadas, pero lea la etiqueta, ya que algunas marcas contienen trigo o salvado de trigo. Asimismo, absténgase de tomar pan de centeno de masa fermentada, ya que contiene levadura.
- Puede tomar copos de avena o de maíz sin azúcar para desayunar y añadir cebada a las sopas y guisos.
- Si le gusta la carne, puede comer carne roja magra y biológica, pero no la cocine con grasas (véase pág. 120). Recuerde que sólo puede tomar pescado azul una o dos veces a la semana. Aunque no sea vegetariano, debería intentar consumir sólo hortalizas uno o dos días a la semana (véase apartado sobre proteínas, págs. 118-119).

### QUINTO FIN DE SEMANA

Prácticamente ha llegado al final de un programa de Limpieza en 30 días. Este fin de semana puede reintroducir la leche y los productos lácteos, así como el trigo y los productos con levadura, como el pan. Si sospecha que es intolerante a alguno de estos alimentos, introduzca el trigo, la levadura y la leche consecutivamente, con un intervalo de cuatro días entre cada uno (véanse págs. 88-89). En la tercera parte de este libro encontrará más sugerencias para volver a su dieta normal y adoptar programas de mantenimiento que le ayudarán a prolongar los efectos beneficiosos de la depuración.

Este fin de semana es un buen momento para responder de nuevo al cuestionario de las páginas 22 y 23. Seguramente su puntuación será notablemente inferior a la que obtuvo al inicio del programa, y es probable que haya perdido unos kilos.

### PLAN PARA EL CUERPO Y LA MENTE

Llegado a este punto, debería costarle menos relajarse, puesto que ya ha practicado regularmente. Procure seguir relajándose diariamente durante unos minutos después de la Limpieza, ya que le ayudará a afrontar el estrés cotidiano y a mejorar su rendimiento en el trabajo. Además, puede beneficiar su salud física, ya que reduce el riesgo de padecer trastornos cardíacos y digestivos, y también alivia el insomnio.

## SI DESEA **PERDER MÁS PESO**

Si desea perder más peso, éste es un momento ideal para seguir un programa de adelgazamiento moderado mediante un régimen bajo en grasas y rico en frutas y hortalizas frescas.

Propóngase bajar entre medio kilo y un kilo por semana. Si se adelgaza más rápidamente tras las dos primeras semanas de régimen (cuando lo que se pierde son fundamentalmente líquidos), es posible que pierda masa muscular. Ello no es aconsejable, ya que el ritmo de combustión de energía del organismo depende de su masa muscular. Por tanto, si su organismo empieza a descomponer masa muscular (para suministrar la energía imprescindible al cerebro), le costará aún más perder peso y se engordará con más facilidad.

Para contrarrestarlo, siga haciendo ejercicio con regularidad. El mejor programa para perder peso consiste en sesiones largas, de unos 45 a 60 minutos, de un ejercicio no demasiado intenso, como pasear o montar en bicicleta, pero no todos los días, ya que sus músculos y articulaciones necesitan descansar. En principio, la natación es menos eficaz para perder peso, pero ayuda mantener sano el corazón.

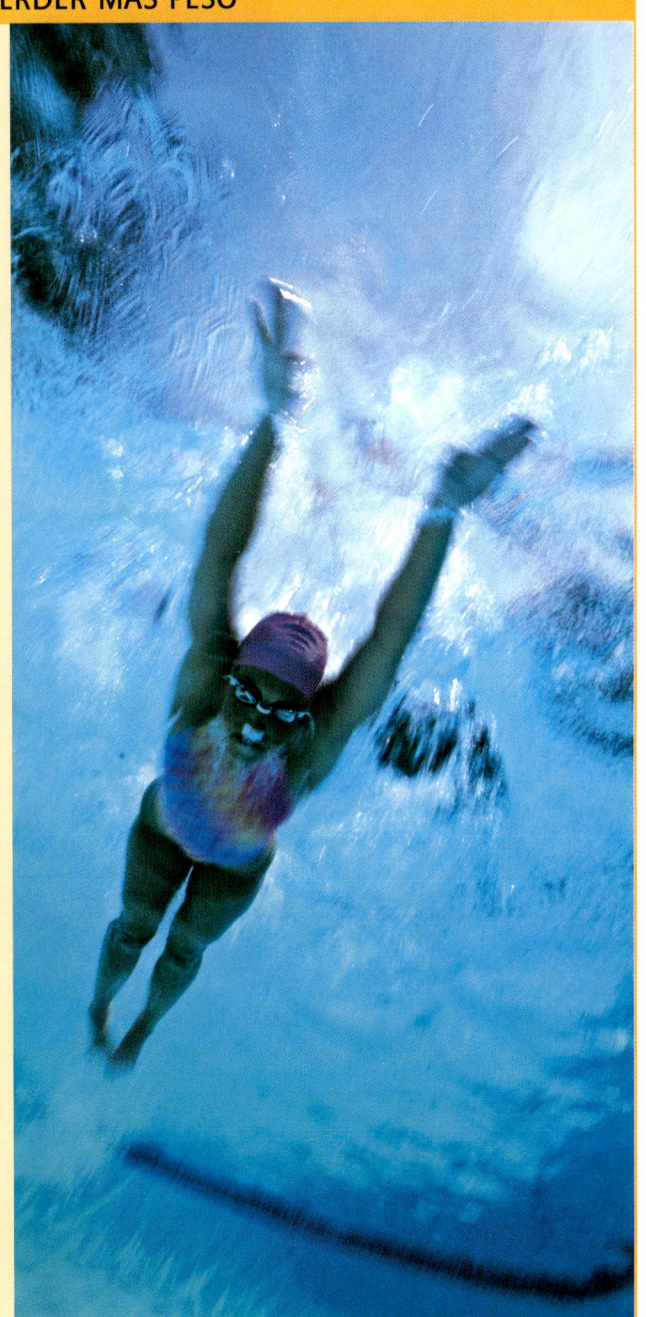

# Depuración en 9 días

La Depuración en 9 días está concebida para quienes deseen una renovación rápida. Se trata de un programa estricto y no debe realizarse sin antes haber eliminado las sustancias químicas (véanse págs. 34-43).

Lo ideal es elegir una semana de vacaciones o con unos compromisos mínimos. En cualquier caso, los dos primeros días hay que tener mucho tiempo libre; por este motivo, muchas personas prefieren empezar un sábado.

### SEMANA PREVIA

Durante la semana previa a la programada para empezar la depuración, lea las instrucciones y haga una lista de lo que va a necesitar. Si no tiene batidora o licuadora, pídalas prestadas. Ponga a germinar los brotes de semillas (véase pág. 63). Lea los apartados sobre hierbas y ayudas para la depuración (véanse págs. 74-76) y adquiera los productos que le harán falta, como un cepillo para la piel, aceites de aromaterapia y de masaje, sales de hidroterapia y los suplementos de vitaminas y minerales que prefiera.

Consiga los alimentos básicos, como limones o limas para aromatizar el agua, aceite de oliva prensado en frío, agua mineral sin gas y las hierbas, como diente de león (véanse págs. 74-75), para preparar tisanas (véase pág. 77). Además, deberá adquirir los alimentos indicados en las instrucciones para el régimen dietético. Durante los días previos a la depuración, prepare su aparato digestivo tomando una dieta ligera a base de fruta, hortalizas, arroz, quínoa o mijo, además de pollo o pescado.

## HORARIO BÁSICO DE DEPURACIÓN

Planifique el horario que seguirá durante la depuración. Si le sirve de ayuda, anótelo en una pizarra, reservando tiempo para realizar diariamente las siguientes sesiones:

- Ejercicio: una sesión de yoga (véanse págs. 92-93) y un paseo enérgico de 20 a 30 minutos (véase pág. 91).

- Meditación/relajación/visualización: planifique dos sesiones de 20 minutos (véanse págs. 100-103).

- Cepillarse la piel (véase pág. 94) o recibir un masaje, ya sea a cargo de un profesional o bien autoaplicado (véase pág. 67).

- Hidroterapia: una sesión (véanse págs. 94-97).

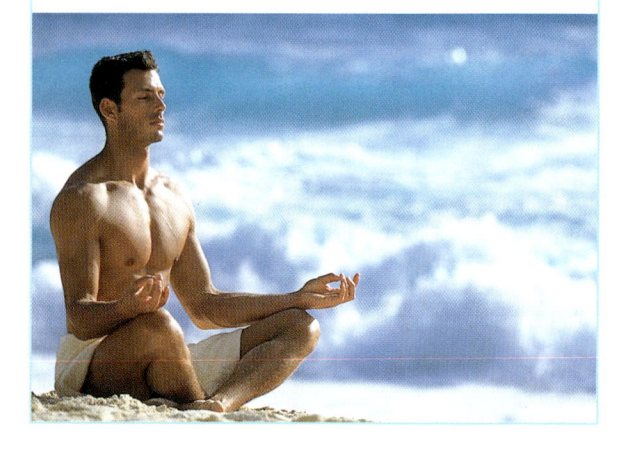

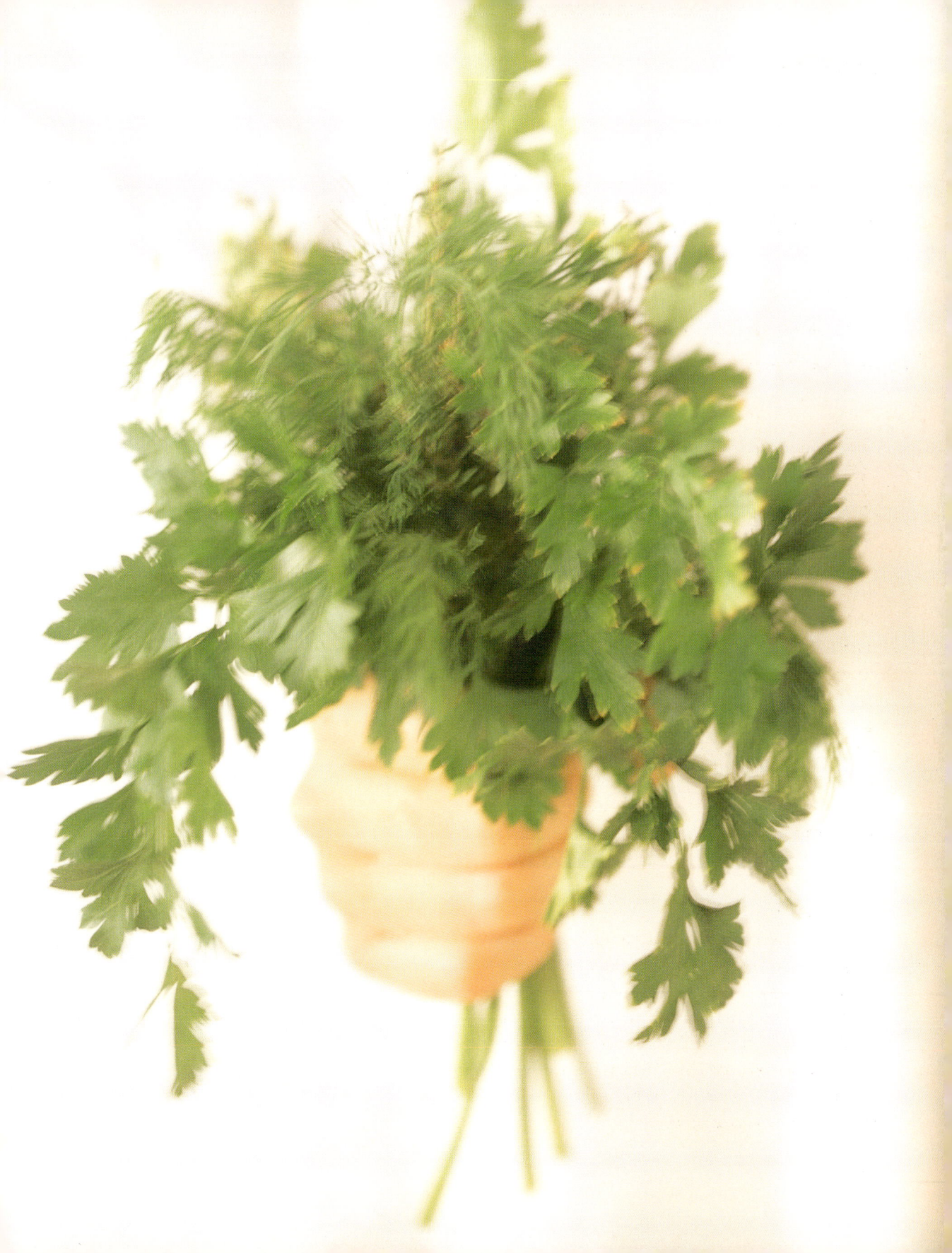

# Primer y segundo días

Durante los dos primeros días descanse, escuche música, lea o entreténgase con alguna afición relajada, pero intente seguir su horario de depuración (véase pág. 58). Si no está versado en las técnicas de meditación y visualización, puede que pierda la concentración fácilmente. Si es así, intente recuperarla poco a poco. Si tiene sueño, haga caso a su cuerpo y duerma más horas. Si su sudor huele mal, dúchese o báñese con agua tibia (no caliente). No conduzca ni manipule maquinaria. Beba diariamente al menos ocho vasos o tazones de líquido, pero no más de 15, tomando un suplemento laxante a base de *psyllium* o linaza (véanse págs. 74-76) si lo necesita. Si experimenta síntomas de abstinencia o efectos secundarios, véanse las páginas 82-85.

## ALIÑOS PARA ENSALADAS

Los aliños para ensaladas pueden emplearse también para las hortalizas. No compre aliños envasados, ya que contienen aditivos. Utilice aceite de oliva virgen y zumo de limón o lima, añadiéndole si lo desea ajo machacado, o bien bata de 60 a 70 g de tomate con medio aguacate y espolvoree una selección de hierbas y especias troceadas como cebollinos, albahaca y perejil. Para preparar un aliño bajo en calorías, mezcle un yogur desnatado activo o biológico con ajo y hierbas.

## PRIMER DÍA

Es un día de ayuno moderado. Puede tomar un caldo de potasio o comer fruta (exceptuando los cítricos), siempre que no padezca candidiasis (véanse págs. 86-87). Si opta por el caldo de potasio (véase pág. 49), tome una taza cada dos horas. Si opta por la fruta, puede tomar hasta 1,2 kg de manzanas, peras, uvas, melocotones, albaricoques, mangos o papayas. Coma una pieza de fruta cada dos horas.

## SEGUNDO DÍA

**DESAYUNO** Para desayunar, o a lo largo de la mañana, tome zumo de hortalizas (véase pág. 69).

**ALMUERZO Y CENA** Prepare hortalizas ligeramente cocidas al vapor o salteadas, o bien una ensalada que contenga como mínimo cuatro hortalizas, aliñándola con una vinagreta de ajo, aceite de oliva, zumo de limón y hierbas frescas. Si lo desea, puede tomar además una pieza de fruta (véanse las opciones del primer día). En la página 73 hallará las frutas y hortalizas que ayudan a la depuración.

# Del tercer al octavo día

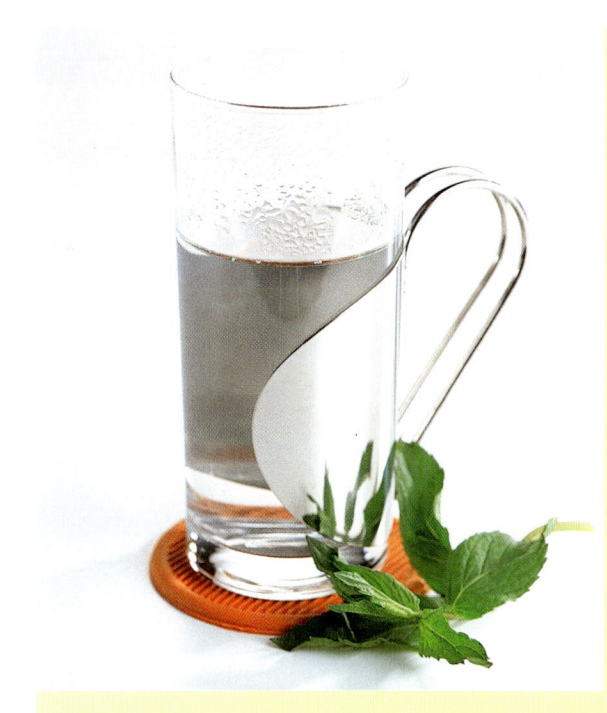

## DEL TERCER AL OCTAVO DÍA

Del tercer al octavo día, el régimen es un poco menos estricto. Siga bebiendo como mínimo entre seis y ocho vasos de líquido al día (agua, tisanas de hierbas o zumos de hortalizas). Tome los suplementos de vitaminas, minerales y hierbas que haya elegido (véanse págs. 74-76), así como alguno con efecto laxante, si es necesario.

**AL LEVANTARSE** Tome uno o dos vasos de agua fría o tibia. Puede añadirle unas rodajas de limón o lima biológicos. Si no son biológicos, agregue sólo el zumo.

**DESAYUNO** 250-300 g de fruta (excepto plátanos y aguacates), cruda o cocida, sin azúcar ni edulcorantes, y 30-60 g de frutos secos o semillas recién descascaradas, por ejemplo, semillas de girasol o de calabaza.

**ALMUERZO Y CENA** Son intercambiables. Elija como mínimo cuatro tipos de hortalizas, incluidas las variedades de color verde, anaranjado y rojo, así como brotes (véase pág. 63) y un puñado de hierbas frescas. Tome las hortalizas crudas, en ensalada o bien ligeramente cocidas al vapor durante tres o cuatro minutos. Puede saltearlas, empleando sólo el aceite necesario para que no se adhieran a la sartén. Remuévalas continuamente con una cuchara de madera y no deje que se doren para que estén más crujientes. Prepare un caldo de verduras, con las hortalizas y especias que prefiera, y añádale una patata o bien arroz, mijo o quínoa. Para obtener proteínas, añádale pescado (al horno o al vapor), tofu o bien legumbres como judías o lentejas. Si no ha saciado el apetito, tome algo de fruta.

# **Noveno** día

¡Enhorabuena! Ya casi ha finalizado su depuración. Vuelva a responder al cuestionario de las páginas 22 y 23 y compare el resultado con el obtenido anteriormente. Puede incluso mejorarlo siguiendo un programa de mantenimiento.

No basta con nueve días para cambiar los malos hábitos o eliminar las ansias de comer determinados alimentos. Por este motivo, no se dé atracones de su comida preferida al día siguiente de haber finalizado la depuración. Por otro lado, el plan de ejercicio recomendado durante el proceso de revitalización de debe ser sólo el principio de lo que, a ser posible, debería convertirse en un programa regular y más exigente (véanse págs. 90-91).

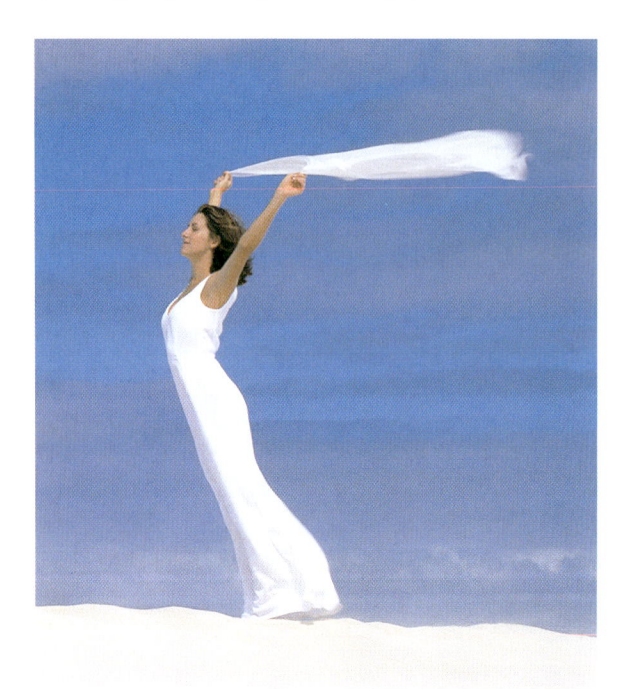

### MENÚ
Hoy se preparará para volver a comer normalmente, reintroduciendo en su dieta una mayor variedad de alimentos, como cereales integrales, plátanos y aguacates.

### DESAYUNO
Elija una de estas opciones:
Copos de avena o de mijo hervidos con yogur (de cualquier leche de origen animal o bien de soja).
Copos de maíz o arroz inflado sin azúcar, con leche de soja o de frutos secos (véase pág. 55) y fruta troceada.
Batido de fruta y cereales: bata en una licuadora 200 ml (1 taza) de leche de soja o de frutos secos, un plátano, una cucharadita de harina o copos de avena y bayas u otras frutas, como un melocotón o dátiles frescos deshuesados o una pera sin el corazón.

### ALMUERZO Y CENA
Hortalizas en ensalada o ligeramente cocidas al vapor, igual que en el tercer y octavo días. En una de las comidas, tome pan integral con un poco de mantequilla y fruta fresca, y en la otra, pescado, pollo, huevos o un plato a base de hortalizas que contenga por lo menos dos fuentes distintas de proteínas vegetales: cereales, semillas, frutos secos o legumbres. (Encontrará más información sobre proteínas para vegetarianos en las págs. 118-119.)
Tome fruta fresca y yogur, ya sea de leche o de otro tipo.

## **CULTIVE** SUS PROPIOS BROTES

Los brotes de semillas son uno de los alimentos más nutritivos y económicos que hay. Durante la germinación, todos los nutrientes que necesita la joven planta se movilizan desde el lugar donde están almacenados. Las grasas, las féculas y las proteínas se convierten en sustancias químicas más simples fácilmente absorbibles, y el contenido en vitaminas aumenta en una gran proporción. Puede tomarlos con las ensaladas, con salteados o bien en forma de zumo.

### MATERIAL NECESARIO

Aunque existen germinadores en el mercado, le resultará más fácil y económico utilizar frascos de cristal. Para mojar las semillas, sujete con una goma un trozo de estopilla o de una tela que deje pasar el agua en la parte superior del frascos. Deje germinar las semillas en un lugar cálido y oscuro.

### CÓMO HACER BROTAR LAS SEMILLAS

Ponga las semillas en remojo en agua mineral o filtrada. Si usa agua del grifo, hiérvala previamente. Vacíe el agua del bote a través de la estopilla y lave las semillas con agua fresca, procurando que luego no quede agua en el bote.

Déjelas en un lugar cálido y oscuro, pero enjuáguelas dos o tres veces al día hasta que estén listas (véase tabla inferior). Posteriormente, los brotes pueden conservarse hasta cinco días en la nevera dentro de una bolsa o un recipiente de

| Semilla | Tiempo en remojo (horas) | Consumir antes de... (días) | Observaciones |
|---|---|---|---|
| Alfalfa | 6-8 | 5-6 | Expóngalas a la luz durante el último día de germinación. |
| Garbanzos | 18 | 3-4 | Al cabo de dos días pueden utilizarse para hacer hummus, cocidos o crudos. |
| Alholva | 6-8 | 3-4 | Si tiene un fuerte sabor a curry, mézcla con otros brotes. |
| Lentejas | 10-15 | 3-5 | Utilice lentejas enteras, no la variedad partida y de color rojo. |
| Frijoles chinos | 15 | 3-5 | Saben amargos si se exponen a la luz. |
| Mostaza | 6-8 | 4-5 | Haga germinar las semillas en papel de cocina mojado, expuestas a la luz, y córteles las puntas verdes con unas tijeras. |
| Rábano | 6-8 | 4-5 | Mézclelo con otros brotes si tiene un sabor muy fuerte. |
| Semillas de girasol | 10-15 | 1-2 | Se estropean fácilmente, así que manéjelas con cuidado. |

# Programa de fin de semana

Los zumos son parte fundamental de este programa: depuran el organismo y potencian la revitalización, además de ser ricos en minerales, vitaminas y otros nutrientes esenciales.

Este programa es un plan de depuración ideal para quienes sólo dispongan de tiempo los fines de semana. Sin embargo, antes de empezar es mejor eliminar las sustancias químicas del organismo (véanse págs. 34-43), al menos en parte. Si repite el Programa de fin de semana cada uno o dos meses, siguiendo mientras tanto un programa de mantenimiento, con el tiempo se purificará tanto como si hubiese realizado un programa más prolongado.

### ESTE FIN DE SEMANA, ZUMOS

El consumo de zumos es primordial en este programa, ya que supone un estímulo excelente a base de minerales y vitaminas.

Lo ideal es utilizar hortalizas biológicas; si no es posible, lave bien todas las hortalizas, pele los bulbos y retire las hojas exteriores de las verduras.

### ZUMO DE HORTALIZAS

El zumo de hortalizas es un gran depurativo y una forma ideal de extraer todos los beneficios de las hortalizas sin tener que masticarlas.

Experimente con varias mezclas de hortalizas hasta descubrir sus zumos preferidos. Encontrará algunas sugerencias en la pág. 69.

Si los zumos tienen un sabor demasiado fuerte, dilúyalos en agua.

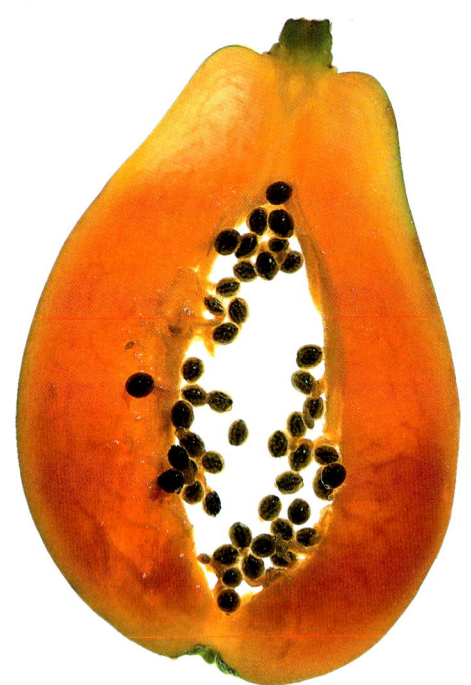

### ¿POR QUÉ NO SE INCLUYEN ZUMOS DE FRUTA?

Un inconveniente de los zumos es la pérdida de fibra (véase pág. 116), lo que hace que los azúcares se absorban demasiado rápidamente, causando fluctuaciones en el nivel de azúcar en sangre (véase pág. 36). Por este motivo no se incluyen zumos de fruta en este programa. Incluso algunos zumos de hortalizas, por ejemplo, el de zanahorias o de remolacha, contienen algo de azúcar, y si padece usted un problema de candidiasis (véase pág. 86) debe mezclar estos zumos con los de otras verduras. Si se toman a diario, los zumos deben sumarse a la ingesta normal de frutas y hortalizas.

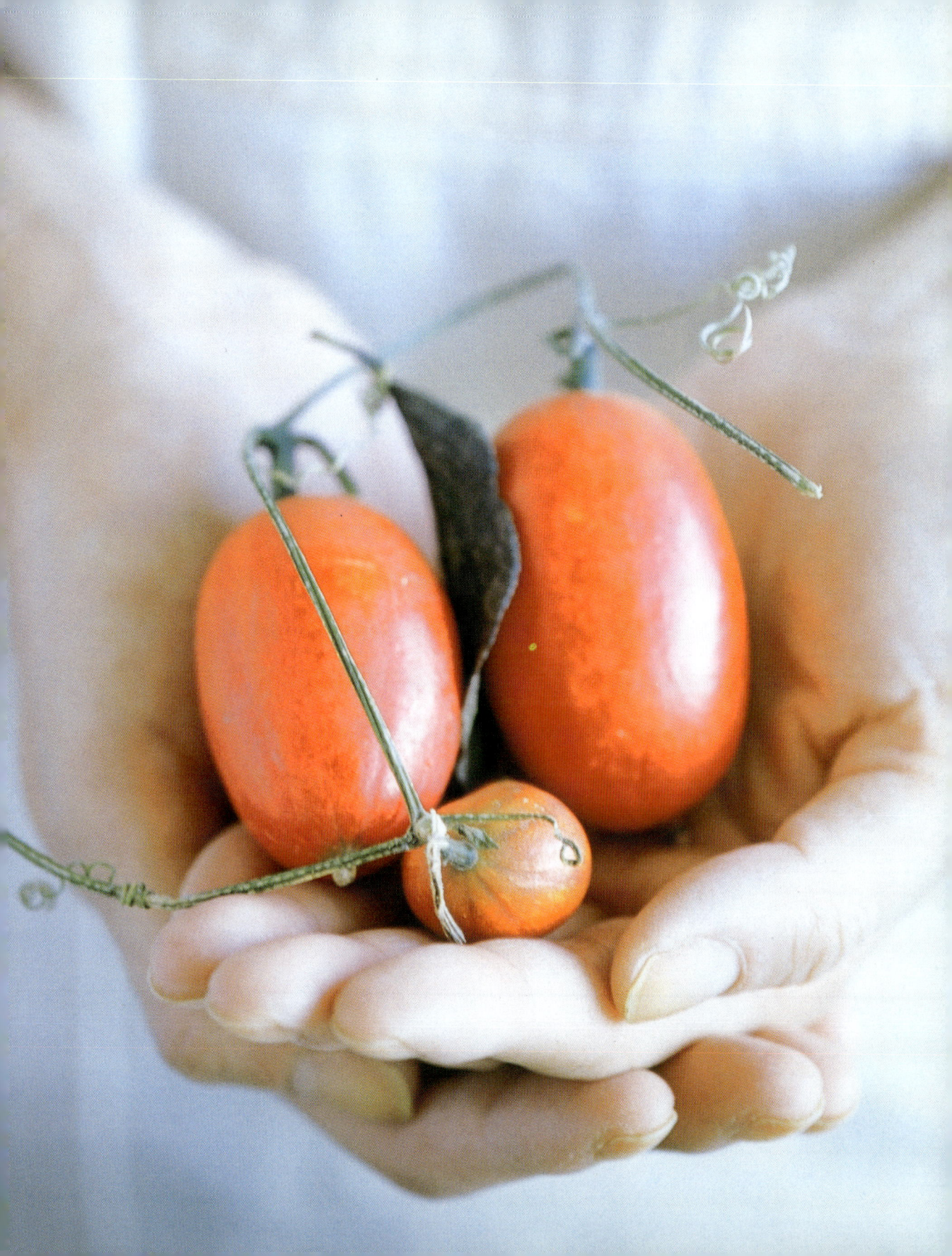

# Preparación previa al
# Programa de fin de semana

E l viernes tendrá que adquirir lo que va a necesitar durante el fin de semana. Si no tiene en casa, adquiera un cepillo para la piel y aceites de masaje e hidroterapia. Durante el fin de semana tomará fruta entera y hortalizas en abundancia, crudas, cocidas o en forma de zumo.

### LISTA DE LA COMPRA
- ½-1 kg de fruta: elija la que más le guste, exceptuando los plátanos.
- 3-4 kg de verduras para ensalada y otras hortalizas. Para hacer zumos necesitará zanahorias, remolacha, apio, hojas de mostaza, lechuga, col y espinacas. A la hora de preparar ensaladas o platos de verduras ligeramente cocidas, es importante que incluya una gran variedad de hortalizas de color verde, rojo, anaranjado y amarillo. Lea los menús sugeridos en las siguientes páginas para decidir qué hortalizas necesitará.
- Hierbas frescas.
- Agua mineral sin gas o bien un filtro de agua.

### NOCHE DEL VIERNES
Cene temprano. Puede elegir entre una ensalada aliñada con aceite de oliva y zumo de limón o un plato de hortalizas ligeramente cocidas, añadiendo una patata al horno o bien arroz integral, quínoa o mijo. Sazónelo con hierbas frescas. A continuación, tome fruta y yogur. Relájese con un masaje seguido de un baño o una ducha, y acuéstese temprano.

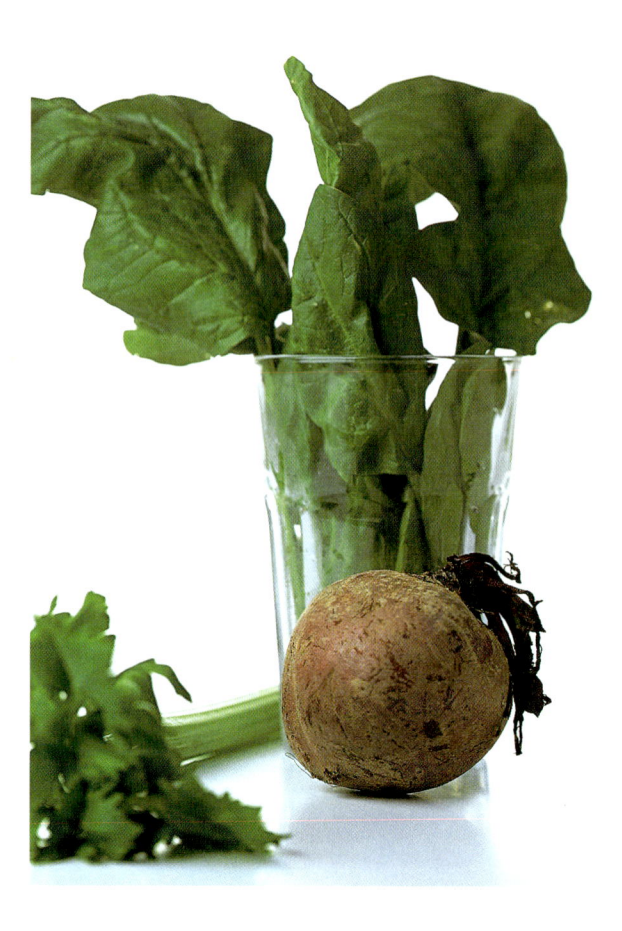

## AUTOMASAJE

Elija un aceite sin refinar y prensado en frío, por ejemplo, de oliva, almendras, girasol o alazor, que no le irrite la piel. Si no está seguro de la reacción, apliquese un poco detrás de la oreja y déjelo durante 24 horas, sin cubrírselo ni lavárselo. Si la piel no se enrojece ni le escuece, puede usar tranquilamente el aceite. Si lo desea, puede añadir por cada 60 ml de aceite de masaje unas gotas de aceite esencial (véase pág. 97), o 400 UI de vitamina E y 25.000 UI de vitamina A. Puede obtener estas vitaminas en forma de cápsulas. Si tiene la piel sensible, pruebe todos los aditivos tal como hizo con el aceite base. Caliente el aceite colocando el recipiente que lo contenga en agua tibia.

Empiece por las piernas. Apliquese un masaje suave en las pantorrillas, una después de la otra, desde los dedos de los pies hacia arriba; así se favorece el retorno de la sangre al corazón y se estimula la circulación de los vasos linfáticos. Aumente progresivamente la intensidad del masaje, amasando las pantorrillas. Repita el masaje suave, seguido por una presión más firme sobre los muslos, y luego sobre cada brazo, empezando por las manos y los antebrazos.

Levántese y repita el proceso en las nalgas y la zona lumbar y luego en la parte posterior del cuello, con un movimiento descendente.

Tiéndase y apliquese un masaje suave sobre el abdomen con un movimiento circular en el sentido de las agujas del reloj.

Apliquese un masaje en el rostro. Mueva lentamente las yemas de los dedos trazando pequeños círculos simétricos, empezando por la barbilla y ascendiendo progresivamente. A continuación, acaríciese la piel de la frente desde el centro hasta las sienes. Finalmente, vuelva a la barbilla y apliquese unos pellizcos suaves desde la mandíbula hacia las orejas.

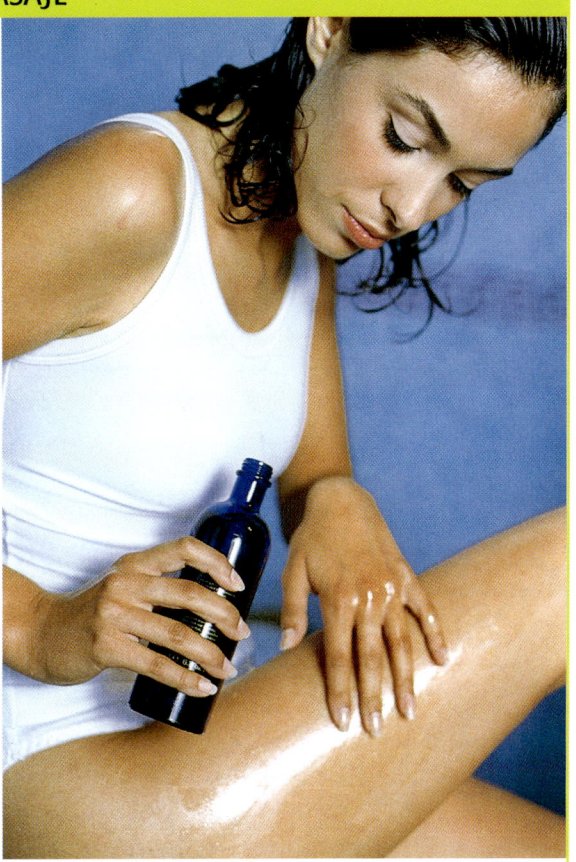

Abríguese con una toalla o una bata, descanse y tome una ducha o un baño con agua tibia.

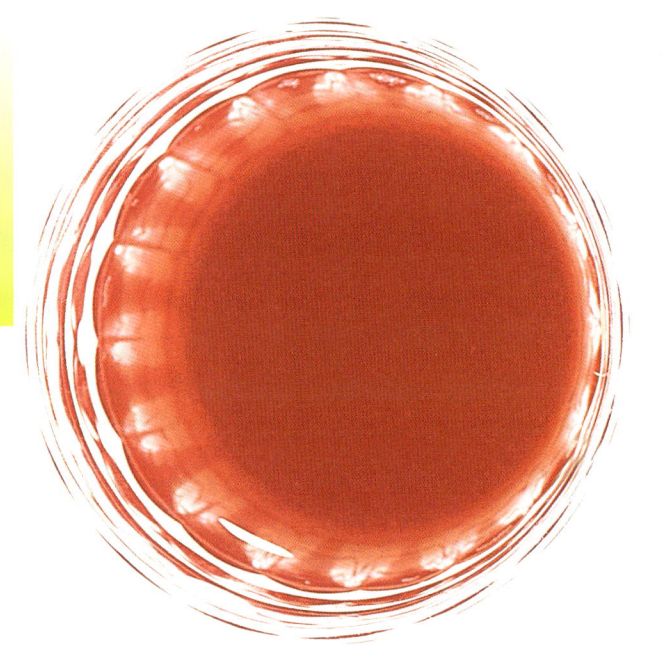

## SÁBADO

El sábado, al levantarse, disfrute de unos minutos de relajación tomando uno o dos vasos de agua tibia o fría. Puede aromatizar el agua con unas rodajas de lima o limón biológicos: si no lo son, utilice unas gotas de su zumo. A continuación, cepíllese la piel (véase pág. 94) y relájese tomando un baño o una ducha. Póngase prendas de vestir cómodas, que no le aprieten. Si tiene frío, quizá tendrá que abrigarse más de lo habitual (véase pág. 82). Haga unos estiramientos moderados y una secuencia de posturas de yoga (véanse págs. 92-93). A menos que haga mucho frío, abra una ventana al realizar los ejercicios o bien hágalos en el jardín.

Desayune tomando un vaso de zumo de hortalizas. Si sabe demasiado fuerte, dilúyalo en agua. Durante la mañana, relájese tanto como pueda. Lea, escuche música, dedíquese a alguna afición sosegada y tome como mínimo un vaso de agua, añadiéndole lima o limón. Éste suele ser el momento idóneo para meditar o hacer ejercicios de relajación (véase pág. 100).

Como almuerzo, tome un vaso de zumo de hortalizas y luego salga a dar un paseo de por lo menos media hora. Beba más agua durante la tarde. Si tiene frío, tome una bebida reconfortante a base de jengibre y canela (véase pág. 74). A continuación, relájese y aplíquese un masaje.

Para cenar, tome por lo menos cuatro tipos de hortalizas, ya sean en ensalada o ligeramente cocidas al vapor, con un aliño casero (véase pág. 60). Añádales un buen puñado de hierbas troceadas. Durante la noche, beba más agua. Antes de volver a acostarse temprano, cepíllese la piel y aplíquese un vendaje húmedo (véase pág. 97) o bien otro tratamiento suave de hidroterapia.

## DOMINGO

El domingo siga el mismo programa que el sábado, tomando además una o dos piezas de fruta por la tarde. En la cena puede incluir una ración de arroz integral, mijo o quínoa y en una o dos piezas de fruta.

## LUNES

Para volver a habituarse a una dieta normal, tome para desayunar dos o tres piezas de fruta y unas tostadas con miel si se queda con apetito. También puede tomar un batido de frutas y cereales (véase desayuno del noveno día, pág. 62). En el almuerzo, tome una patata al horno o una ración de arroz integral, mijo o quínoa. Tome además una ensalada que contenga 30-60 g de semillas o de frutos secos recién descascarados. Para cenar, tome o bien otra ensalada o bien verduras ligeramente cocidas con arroz integral, quínoa o mijo, añadiéndoles pescado o pollo biológico y, si es vegetariano, tofu, *quorn* u otro plato rico en proteínas (véanse págs. 118-119).

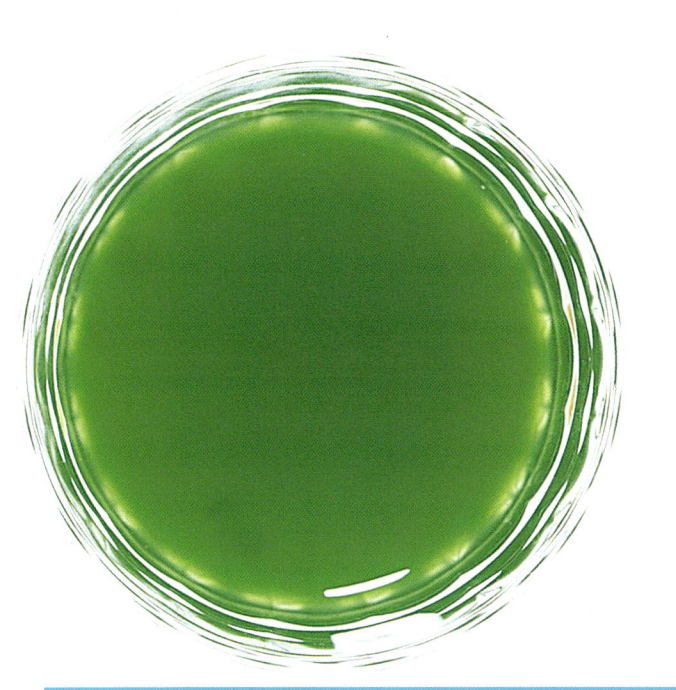

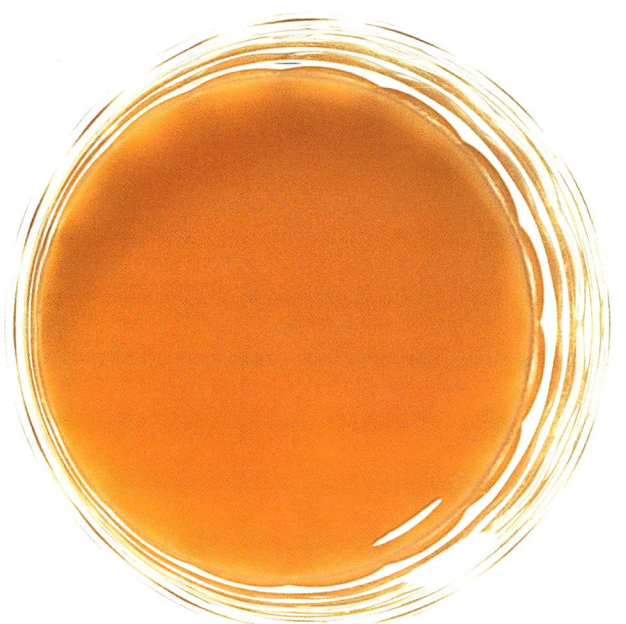

## ZUMOS DEPURATIVOS

Los zumos de zanahoria, remolacha y apio son excelentes para la depuración. Sin embargo, para evitar tomar demasiado azúcar, es mejor diluir el de zanahoria y el de remolacha en zumo de apio o de otras hortalizas (véanse Superhortalizas, pág. 78). Otras hortalizas adecuadas para tomar en zumo son el brécol, las hojas verdes como la col, la lechuga, las verduras de primavera, las hojas de nabo y de remolacha, los tomates, las cebollas y los brotes. Para condimentar los zumos, añádales hierbas, ajo, especias secas, como canela, o bien hortalizas picantes, por ejemplo, guindillas verdes. Si le gustan las algas, bata el zumo con una o dos láminas de algas secas.

### PRUEBE LAS SIGUIENTES COMBINACIONES:
- Zanahoria y brécol con unas hojas de diente de león.
- Tomate, hinojo y perejil.
- Zanahoria, apio, lechuga y coriandro.
- Remolacha con brotes de alfalfa o de frijoles chinos (véase pág. 63).
- Apio con una cebolla pequeña y berros.
- Zanahoria, apio y rábano.
- Tomate, remolacha, apio y pepino.

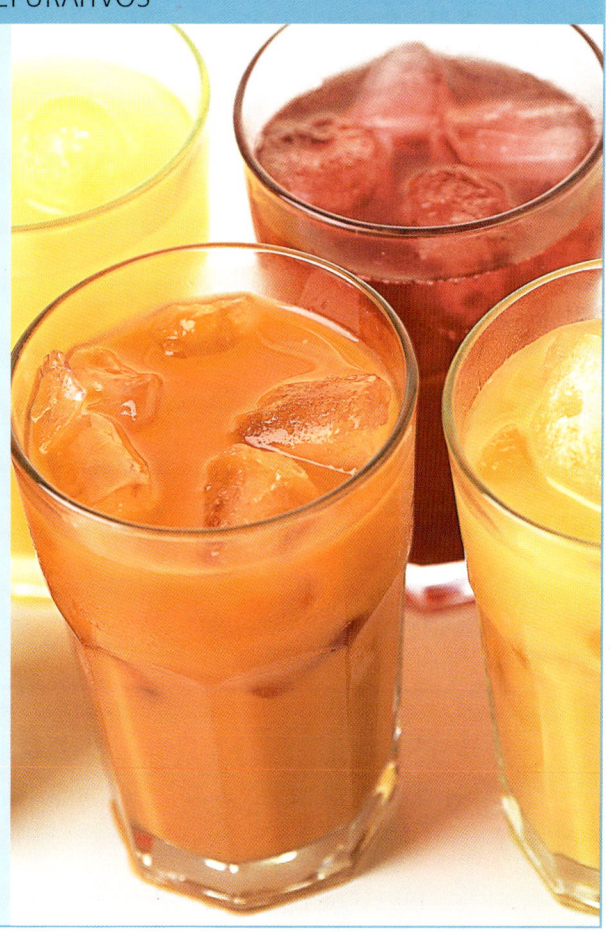

# Miniayunos y **monodietas**

Si no se atreve a seguir un programa prolongado o le da reparo la simple idea de depurarse, los miniayunos y las monodietas le pueden servir como una breve introducción hacia un estilo de vida sano.

Los miniayunos y las monodietas, practicados regularmente, son tan eficaces que puede usarlos como sustitutos del resto de programas. También se pueden incorporar a un programa de mantenimiento (véase págs. 110-123) para prolongar los efectos de una depuración previa de mayor duración.

Los miniayunos y las monodietas pueden durar uno o dos días, y permiten elegir entre un programa estricto y otro más suave que puede compaginarse fácilmente con el trabajo. La brevedad del programa reduce el riesgo de padecer efectos secundarios severos (véanse págs. 82-85), pero es importante tomar como mínimo entre seis y ocho vasos de agua durante el día para minimizar cualquier síntoma. Para obtener un mayor beneficio del programa, es importante haberse depurado previamente o, por lo menos, haber reducido la carga de sustancias químicas (véanse págs. 34-43). Pese a la brevedad de estos programas, su efecto beneficioso puede potenciarse adoptando una o varias opciones complementarias, como cepillarse la piel o realizar sesiones de relajación e hidroterapia. El ejercicio físico suave, preferiblemente al aire libre, es otro buen complemento. Si desea prolongar un miniayuno o una monodieta durante más de dos días, pida consejo a un especialista.

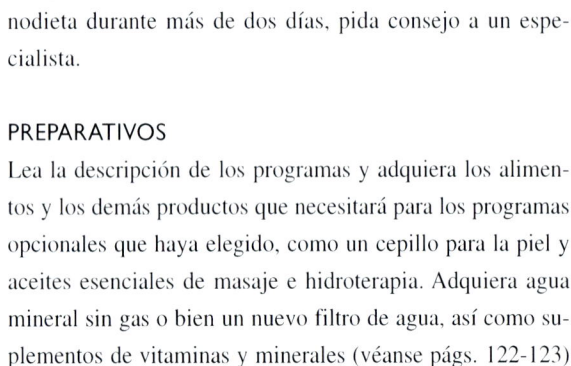

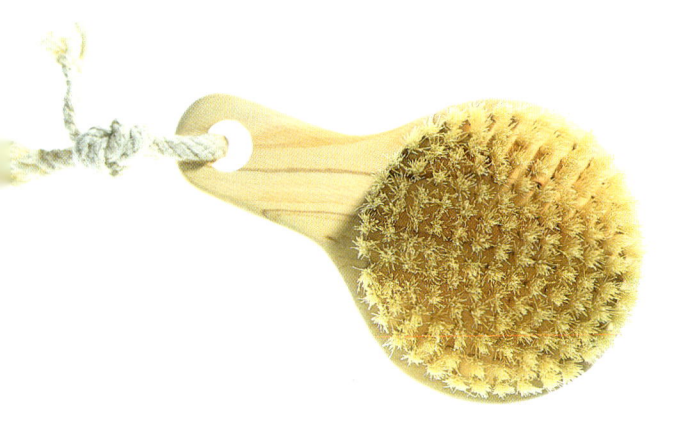

### PREPARATIVOS

Lea la descripción de los programas y adquiera los alimentos y los demás productos que necesitará para los programas opcionales que haya elegido, como un cepillo para la piel y aceites esenciales de masaje e hidroterapia. Adquiera agua mineral sin gas o bien un nuevo filtro de agua, así como suplementos de vitaminas y minerales (véanse págs. 122-123) y *psyllium* o linaza (véanse págs. 75-76).

La noche anterior al inicio del miniayuno o la monodieta, cene temprano. La cena debe ser ligera y consistir en, por ejemplo, una ensalada o bien hortalizas ligeramente cocidas con una patata al horno o una ración de arroz integral, quínoa o mijo. Este plato puede ir precedido de una sopa de verduras o seguido de fruta cruda o cocida sin endulzar. Después beba agua en abundancia, realice una sesión de hidroterapia (véanse págs. 94-97) o de masaje (véase pág. 67) y acuéstese temprano.

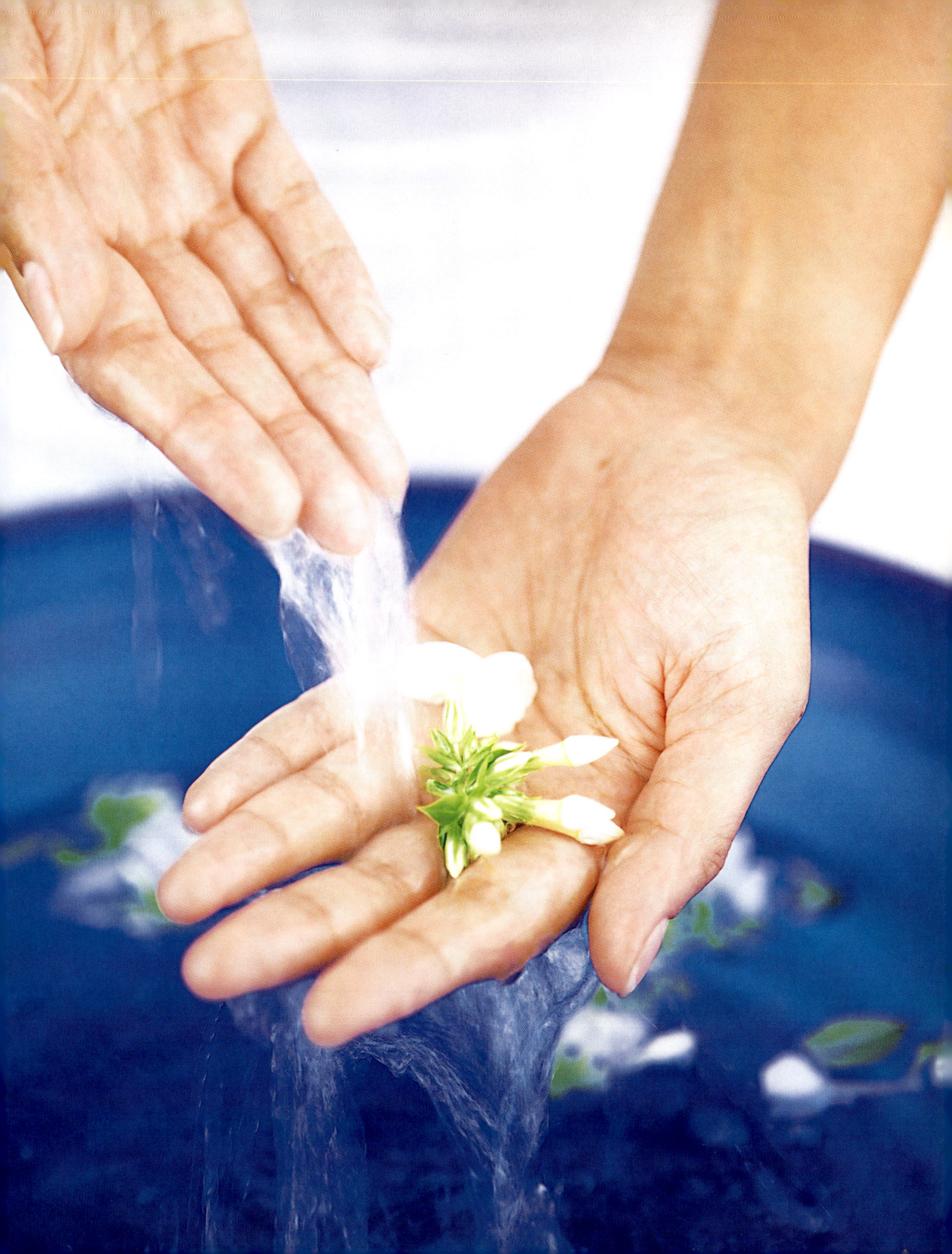

## Miniayuno

A pocas personas acostumbradas a comer tres veces al día les gusta la idea de ayunar, aunque sólo sea por un día. Sin embargo, realizamos con frecuencia estos ayunos cuando tenemos la gripe o padecemos trastornos digestivos. Cuando evitamos que el organismo digiera alimentos durante unas horas, éste tiene tiempo para eliminar las toxinas que se han acumulado.

«Desayunar» significa precisamente interrumpir el ayuno nocturno, que usted ya habrá prolongado cenando temprano la noche anterior. Este ayuno puede dilatarse fácilmente hasta el mediodía, simplemente bebiendo agua con rodajas de lima o limón biológicos, o bien con su zumo si no lo son. Otra opción consiste en tomar un zumo de hortalizas recién hecho (véase pág. 69). Si se suman ambas opciones, se consigue fácilmente mantener un ayuno de 18-20 horas. Este ejercicio puede repetirse semanalmente o bien dos veces al mes.

Rompa el ayuno al mediodía o a primera hora de la tarde con una comida ligera, por ejemplo, una ensalada o bien hortalizas ligeramente cocidas con una patata al horno o una ración de trigo integral, quínoa o mijo, y luego una pieza de fruta. Por la noche, repita el menú del mediodía, pero variando las hortalizas. Añádales pescado, aves (quitándoles la piel), un huevo o bien un plato vegetariano, y tome luego fruta fresca.

Otra opción para llevar a cabo el miniayuno es tomar únicamente una comida y beber a lo largo del día agua, zumo de hortalizas o tisanas de hierbas en abundancia. La comida, que preferiblemente debe tomarse a media tarde, puede ser a base de pescado o bien de arroz integral, quínoa o mijo, así como hortalizas, al vapor o bien en ensalada, y fruta fresca.

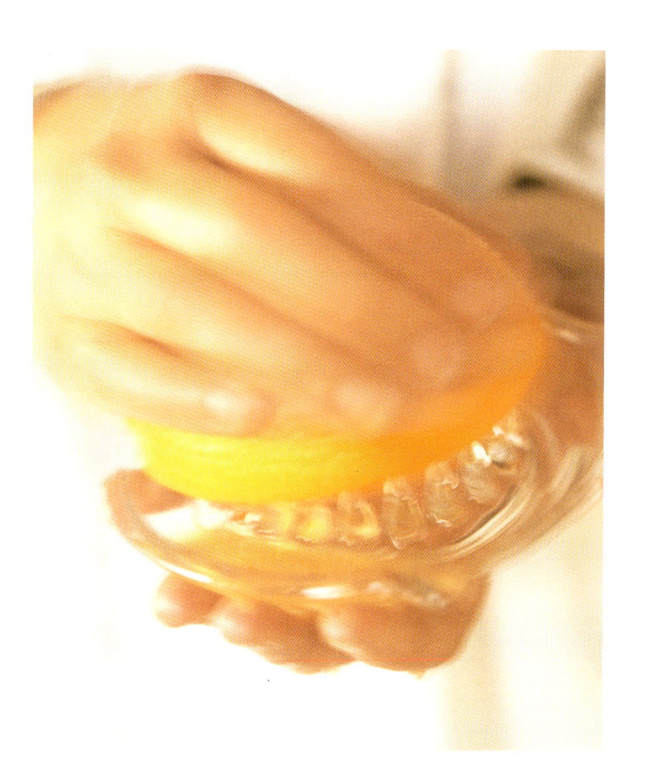

## Monodietas

Las monodietas son una buena forma de empezar una depuración, especialmente para las personas con hipoglucemia (nivel bajo de azúcar en sangre, véase pág. 36), ya que es posible tomar varias comidas a base de un solo alimento ricas en féculas o azúcares de liberación lenta. Al tomar sólo un tipo de alimento durante uno o dos días, se reduce la carga tóxica (véase pág. 18) que soporta el organismo.

Puede optar por tomar los alimentos (biológicos, si es posible) crudos o cocidos. Durante una dieta a base de alimentos crudos, puede tomar diariamente hasta un kilo y medio de un solo tipo de fruta u hortaliza cruda. Si sigue una dieta a base de alimentos cocidos, puede tomar cada día hasta un kilo o kilo y medio de patatas o bien hasta medio kilo (peso en seco) de arroz integral, alforfón, quínoa o mijo. La opción de los cereales puede ayudar a bajar la presión sanguínea. Los alimentos deben cocerse únicamente con agua, pero puede añadir a cada plato una cucharadita de aceite de oliva y el zumo de una lima o un limón.

## MONODIETAS DE **FRUTAS** Y **HORTALIZAS**

Elija una de las siguientes opciones para seguir una monodieta de frutas u hortalizas:

**Manzana:** ayuda a reducir el colesterol por su alto contenido en fibra (véase pág. 116).

**Uva:** rica en potasio (véase pág. 123) y en azúcar de liberación lenta (véase pág. 117)

**Pera:** rica en fibra (véase pág. 116), vitamina C (véase pág. 80) y potasio (véase pág. 123).

**Papaya:** contiene enzimas que favorecen la digestión.

**Zanahoria:** previene los gases y alivia el ardor de estómago.

**Apio:** aumenta la producción de orina, lo que favorece la depuración y puede ayudar a bajar la presión sanguínea.

### DESPUÉS DE LA MONODIETA

Para volver a una dieta más variada, vaya incorporando los alimentos de forma progresiva, ya que si toma comidas fuertes se le hinchará la barriga, incluso si la monodieta sólo ha durado un día. Desayune fruta fresca, un yogur natural semidesnatado edulcorado con miel. En el almuerzo, tome una ensalada con queso fresco o tofu y fruta fresca. Si se queda con apetito, tome una patata al horno o bien una ración de arroz, quínoa o mijo. Para cenar, tome hortalizas salteadas o ligeramente cocidas acompañadas de pescado, aves (sin la piel), tofu o *quorn*. A continuación, tome fruta, fresca o cocida.

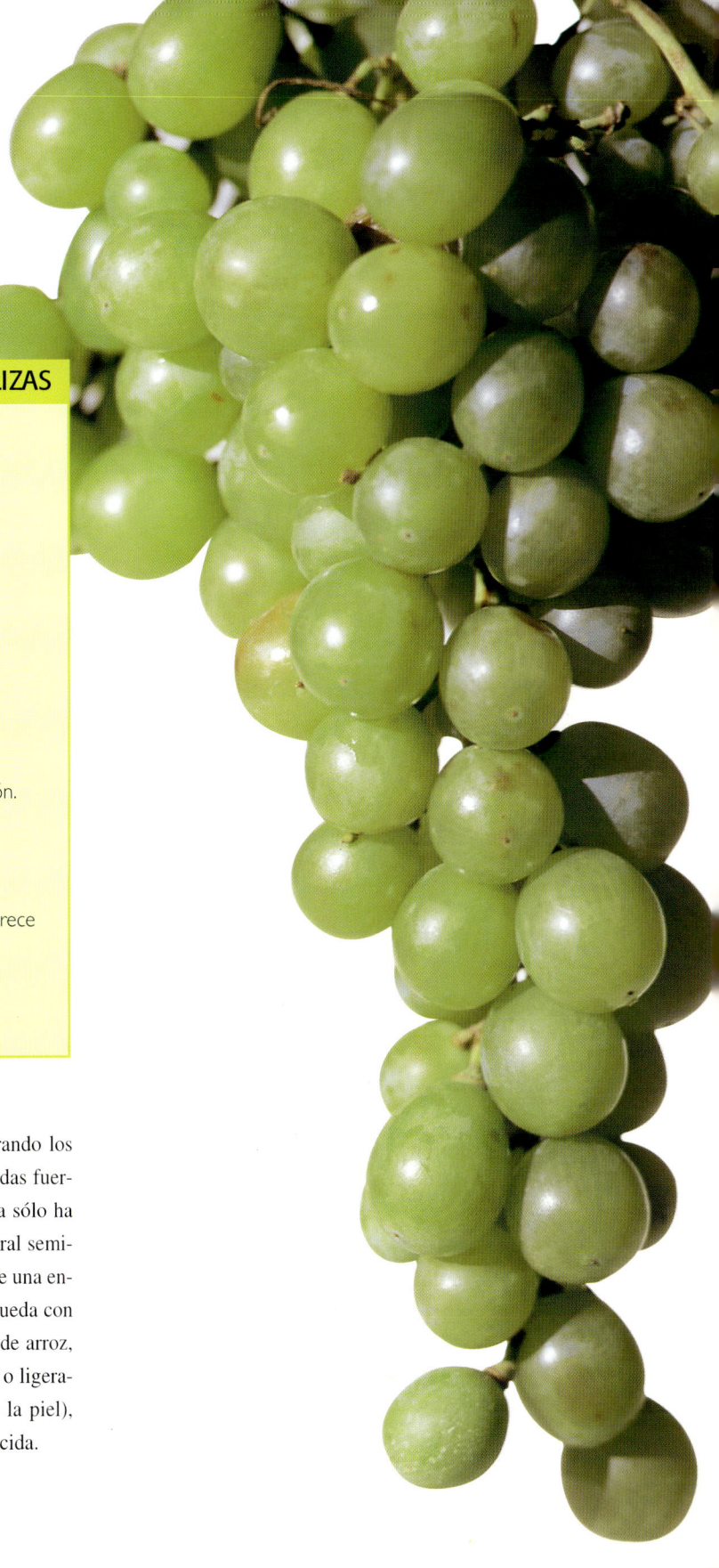

# Hierbas y **ayudas**

Al seguir un programa de depuración, puede que su organismo necesite algo de ayuda, que se obtiene a partir de hierbas, hortalizas y frutas. Además, puede tomar suplementos de vitaminas y minerales.

Las hierbas llevan miles de años preparándose de muchas formas para usarlas con fines curativos, y los estudios científicos actuales suelen confirmar sus propiedades beneficiosas. Son potentes y deben tratarse con respeto, si bien normalmente sus efectos son suaves.

A diario consumimos otras plantas ricas en nutrientes como condimentos culinarios. Muchas de ellas también tienen un ligero efecto medicinal, por ejemplo, mejoran el funcionamiento del hígado y de los riñones, favorecen la relajación... Uno de los avances científicos más interesantes de los últimos años es el reconocimiento cada vez mayor del efecto beneficioso para la salud que se obtiene del consumo de vegetales de todo tipo.

### ADVERTENCIA

Al ingerir los preparados a base de hierbas que se encuentran en el mercado y los demás suplementos mencionados en este libro, es importante seguir las instrucciones de uso relativas a la dosis. Si toma regularmente cualquier medicación, o si padece cualquier afección, consulte a su médico antes de empezar a utilizarlos. Si experimenta cualquier síntoma, deje de tomar el preparado y acuda cuanto antes a un especialista.

## HIERBAS Y ESPECIAS MEDICINALES

Existen varias hierbas y especias que pueden ayudar al proceso de depuración. A continuación le presentamos algunas:

La **bardana** tiene un ligero efecto depurativo y puede promover la producción de orina y sudor.

En la medicina china, se emplea la **canela** para calentar y vigorizar el organismo, y el **jengibre** se usa para estimular la sudoración y la circulación. Combinándolos se puede preparar una bebida reconfortante, especialmente indicada durante las primeras fases de la depuración. Deje en infusión unas rodajas de jengibre en 180 ml de agua durante diez minutos y añádales una pizca de canela. Evite tomar grandes cantidades de canela durante el embarazo.

El **cardo mariano** lleva siglos usándose como tónico para el hígado, y ha sido objeto de muchos estudios que han confirmado su efecto regenerador sobre las células del hígado.

La **corteza de pino** contiene oligómeros procianidólicos, unos potentes antioxidantes que reducen el nivel de colesterol.

La **corteza de olmo** se comercializa pulverizada. Una o dos cucharaditas dos veces al día alivian la irritación de la pared interna de los intestinos y facilitan la eliminación de las toxinas mediante su suave efecto laxante.

Hierbas y ayudas 75

La **cúrcuma** se utiliza en las medicinas china e india tradicionales para tratar muchas afecciones. Es la especia que da a algunos curries el color amarillo, y puede tomarse sin limitación en la dieta. Su principio activo, la curcumina, es un potente antioxidante que protege las células del hígado y estimula la secreción de bilis.

El **diente de león** es un gran tónico y una buena fuente de potasio (véase pág. 123). Reduce la congestión del hígado y mejora la secreción de bilis. Asimismo, actúa sobre los riñones aumentando la producción de orina. Sus hojas tiernas y frescas se pueden añadir a las ensaladas, o bien pueden prepararse en forma de tisana (véase pág. 77). Se comercializa en forma de hojas secas para preparar tisanas, en cápsulas y también como sucedáneo del café. Si desea preparar en casa café de diente de león, limpie bien las raíces de la planta y séquelas al horno a fuego medio. A continuación, trocéelas o muélalas. Para obtener la dosis diaria, añada una cucharada de raíz de diente de león a 500 ml de agua en un cazo. Hágalo hervir y déjelo en infusión durante 30 minutos. Cuélelo antes de tomarlo y guarde el café restante en la nevera.

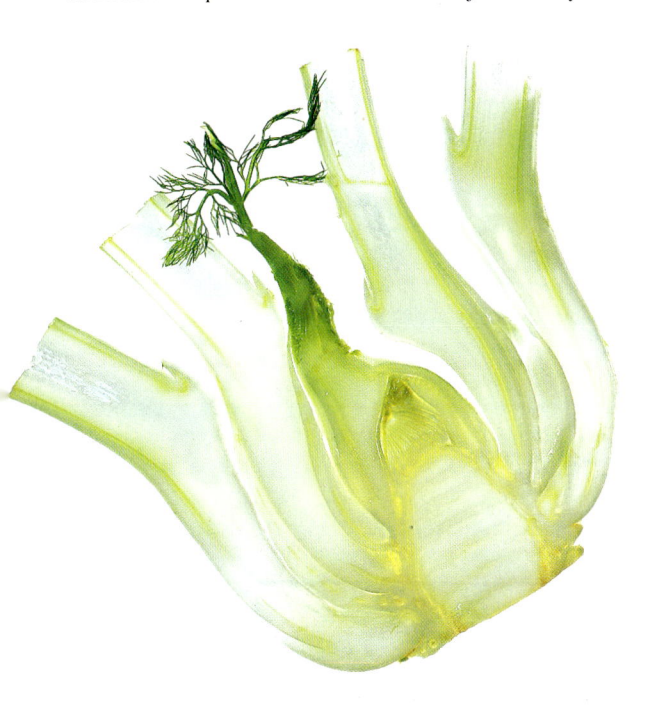

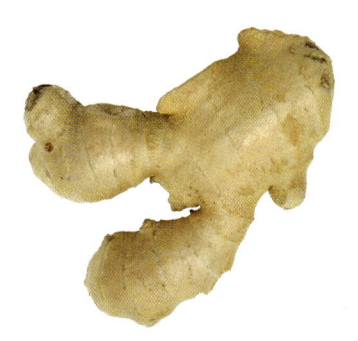

El **hidrastis** suele usarse como tónico general para el hígado y para contrarrestar las digestiones lentas. Asimismo, tiene un efecto laxante. Debe evitarse durante el embarazo o en caso de hipertensión.

El **hinojo** es un digestivo que alivia los retortijones y los gases. Además, ayuda a estimular el apetito. Evite tomarlo en dosis altas durante el embarazo, ya que estimula el útero.

El **jengibre** reduce las náuseas que a veces se presentan durante una depuración. Tómelo en tisana (véase pág. 74) sin añadirle canela.

La **lengua de vaca** estimula la secreción de bilis y aumenta la producción de orina.

La **linaza** es rica en ácidos grasos omega-3 (véase pág. 121), que estimulan el hígado, y puede ayudar al proceso de depuración gracias a su acción laxante. Para que las semillas suelten este ácido graso, rompa las cáscaras duras que las recubren triturándolas en una licuadora o en un molinillo de café antes de tomarlas. Puede espolvorearlas sobre fruta o cereales. También puede tomarlas enteras con abundante agua como laxante. Empiece con una cucharadita y ajuste la dosis a sus necesidades.

El **lúpulo** puede tomarse antes de comer para estimular el apetito y aliviar los retortijones y los gases. Si se añaden dos cucharaditas de lúpulo fresco a un vaso de agua hirviendo y se deja en infusión durante cinco minutos se obtiene una bebida que puede aliviar el insomnio. No lo tome si está deprimido, ya que empeorará su estado. Póngase guantes para manipular las hojas frescas, ya que pueden provocar dermatitis.

La **manzanilla** suele tomarse como una tisana relajante que ayuda a la digestión y a la producción de orina. Pertenece a la familia de las compuestas, por lo que deben utilizarla con precaución las personas alérgicas a otros miembros de esta familia, como la hierba cana, una causante común de la fiebre del heno.

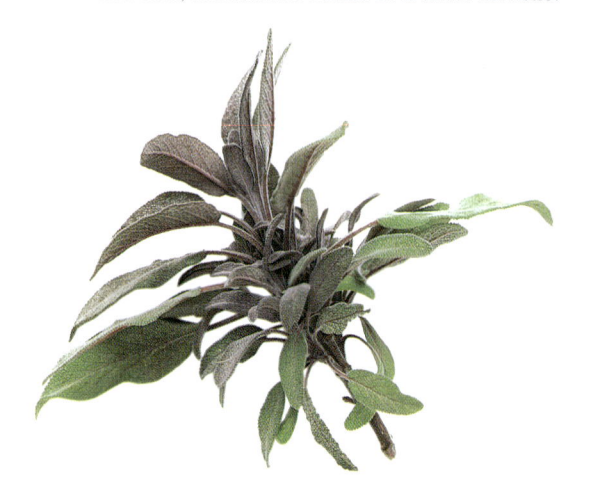

El *psyllium* puede bajar el nivel de colesterol hasta un 20 % en tan sólo ocho semanas. La fibra soluble que contiene se adhiere al colesterol y a otras toxinas de los intestinos y permite su eliminación a través de las heces. Es mejor tomarlo antes de

> ### TISANAS DE **HIERBAS**
>
> Durante una depuración es preferible no tomar tisanas de hierbas que contengan cafeína, como el mate o los tés verde y negro. Asimismo, deben limitarse las que contengan taninos, como el propio mate, el escaramujo, la lengua de vaca, la consuelda y la menta piperita, que pueden interferir en la absorción del hierro. A pesar de esta restricción, existe una amplia variedad de hierbas medicinales para tomar en tisana, como el toronjil, la flor de lima, la tila, la hoja de frambuesa, la hierba limón, la manzanilla y el hinojo.

las comidas. Para reducir el apetito, tome un vaso de agua o de zumo con una cucharadita de cáscaras de *psyllium* molidas una hora antes de las comidas.

El **romero**, tomado en tisana o en cápsulas, alivia las migrañas y los dolores de cabeza tensionales. También puede aliviar el agotamiento y la fatiga.

Las **tisanas de salvia** promueven la secreción de bilis y tienen un efecto tonificante y estimulante sobre el hígado. No tome salvia si padece epilepsia, ya que en dosis terapéuticas puede desencadenar un ataque, y evítela si está embarazada (en dosis culinarias no presenta riesgos).

La **valeriana** suele formar parte de los preparados que se venden para tratar trastornos del sueño. Si la toma, no conduzca ni manipule maquinaria.

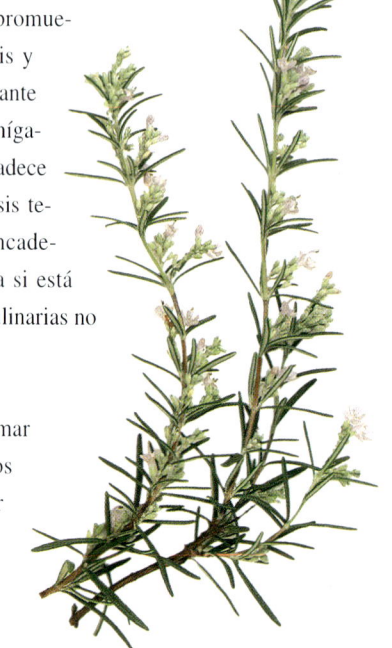

## CÓMO PREPARAR UNA **TISANA**

Puede preparar tisanas con otras hierbas medicinales o de uso culinario. Para obtener una bebida con un sabor agradable, ajuste la cantidad de hierbas a su gusto, pero no exceda las dosis recomendadas bajo estas líneas. Si desea obtener un efecto medicinal, emplee esta receta. Tenga en cuenta que los niños y las personas mayores deben tomar las tisanas menos cargadas. Si tiene alguna duda, consulte a un profesional.

*Ponga como máximo 30 g de hierba seca, o bien 75 g si la hierba es fresca, en una tetera u otro recipiente con una tapa bien ajustada.*

*Vierta en el recipiente 500 ml de agua hirviendo y tápelo. Deje la hierba en infusión durante diez minutos. A continuación, cuele el líquido y tómelo tibio o frío.*

*Las tisanas de hierbas pueden conservarse en la nevera durante 24 horas.*

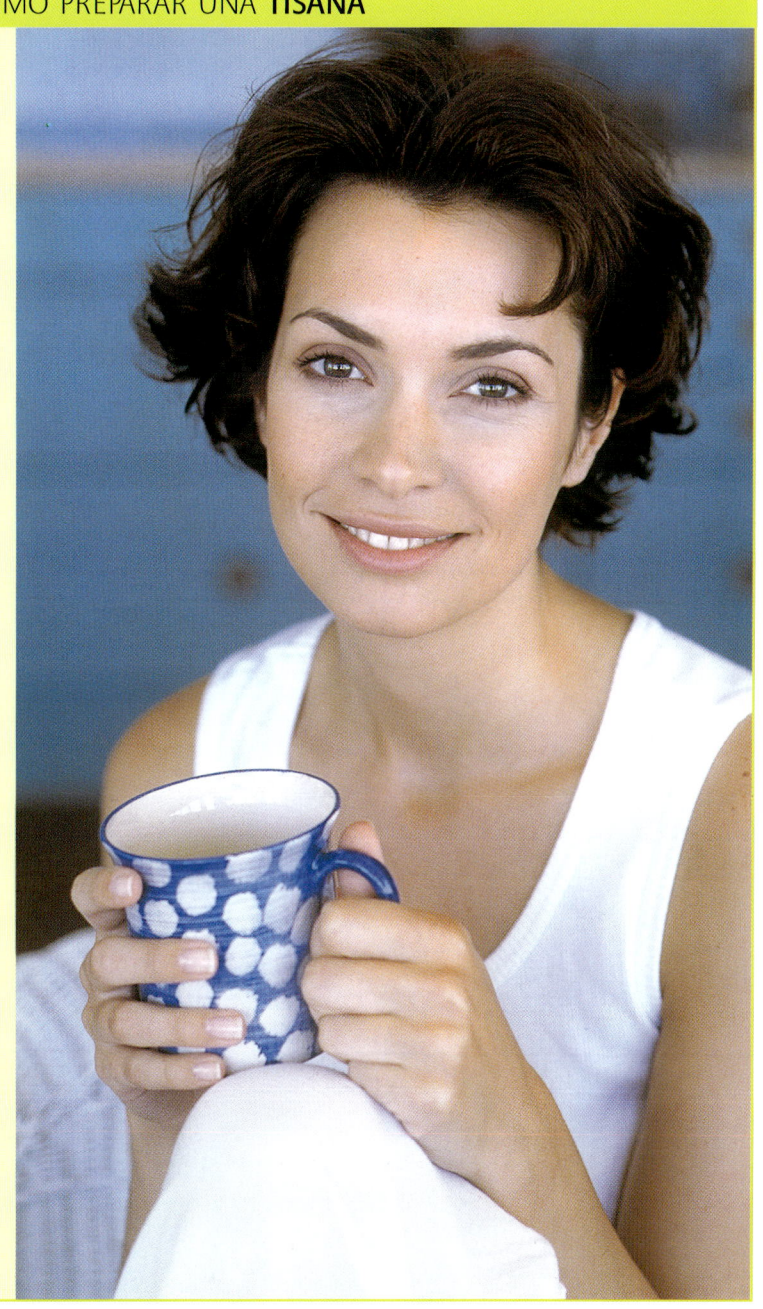

# Superhortalizas

En Occidente tenemos la costumbre de «picar» cuando nos apetece, en lugar de sentarnos a comer tres veces al día. Como resultado, consumimos pocas hortalizas frescas, que contienen muchas sustancias saludables.

La **alcachofa** estimula la producción de orina, mejora el funcionamiento del hígado y ayuda a bajar el nivel de colesterol. Asimismo, combate la halitosis y el mal olor corporal.

La **alfalfa** tiene un efecto laxante, mejora la producción de orina y es una rica fuente de muchos nutrientes. Puede hacerla germinar en casa de forma sencilla y económica (véase pág. 63) o bien tomarla en cápsulas. No la tome si padece lupus o cualquier otro problema inmunológico, ya que puede agravar estas afecciones.

El zumo de **apio** y el extracto de sus semillas favorecen la producción de orina y pueden aliviar la indigestión.

Las **crucíferas** abarcan una enorme cantidad de las «superestrellas» del mundo vegetal, como la col, el brécol, el nabo, las hojas de mostaza, el rábano, la col de Bruselas, la verdura china y muchas otras. Cada una de ellas tiene su propio contenido de antioxidantes y nutrientes para alimentar nuestro sistema depurativo. Se cultivan en muchas partes del mundo, por lo que le resultará fácil encontrar una o varias de estas hortalizas en su localidad para consumirlas a diario, preferiblemente crudas o en forma de zumo.

El **perejil** elimina el mal aliento producido por el ajo y otros miembros de la familia de las liliáceas. Además, contiene varios antioxidantes y estimula la producción de orina.

El **ajo**, la **cebolla** y los **puerros** estimulan el hígado y otras partes del sistema inmunológico. También, ayudan a bajar el nivel de colesterol.

La **remolacha** y la **zanahoria** estimulan el hígado por su alto contenido en antioxidantes. Es preferible consumirlas crudas, ya que de este modo se retarda la liberación del azúcar que contienen.

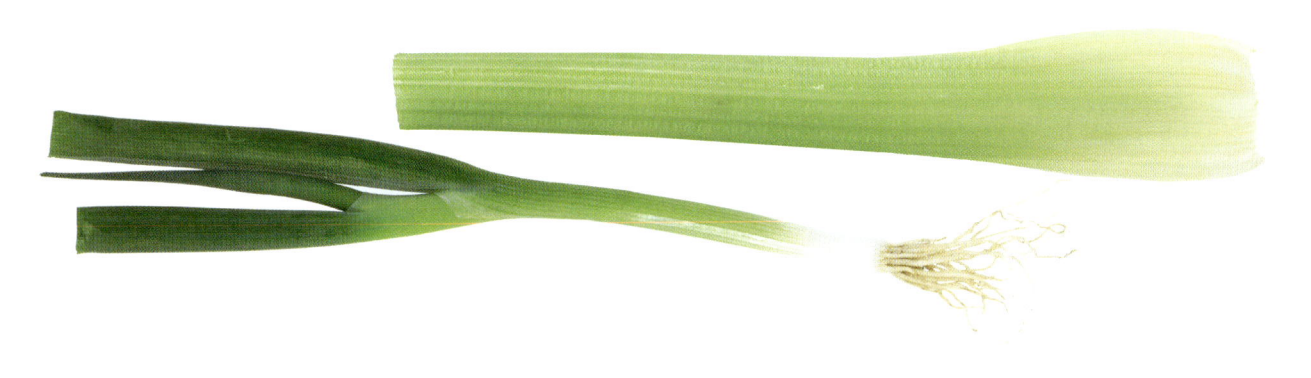

# La fruta favorece la depuración

Las frutas enteras son ricas en fibra y liberan sus azúcares de forma lenta. Por tanto, son útiles para controlar la sensación de apetito en el transcurso de un programa de depuración.

Muchas variedades de fruta contienen un tipo concreto de azúcar, denominado fructosa, que se absorbe lentamente. La fructosa aumenta el nivel de azúcar en sangre de forma muy moderada, ya que se absorbe de forma paulatina y debe transformarse en glucosa en el hígado antes de que el organismo pueda usarla. Tomar una pieza de fruta 30 minutos antes de una comida ayuda a controlar la sensación de apetito durante un programa de depuración, lo que puede asimismo ayudar a perder peso.

Los **albaricoques** y los **melocotones** son ricas fuentes de betacaroteno, que en el organismo se convierte en vitamina A. Esta vitamina es esencial para que el hígado elimine las toxinas con eficacia.

Las **bayas**, como las moras, las frambuesas, los arándanos y las fresas son ricas en fibra y antioxidantes.

El **kiwi** es rico en vitamina C. Córtelo por la parte superior y tómelo con cuchara como si fuese un huevo pasado por agua.

La **manzana** es rica en fibra soluble, que ayuda a controlar el nivel de colesterol y de azúcar en sangre. Además, estimula el hígado.

La **papaya** y la **piña** contienen enzimas que favorecen la digestión.

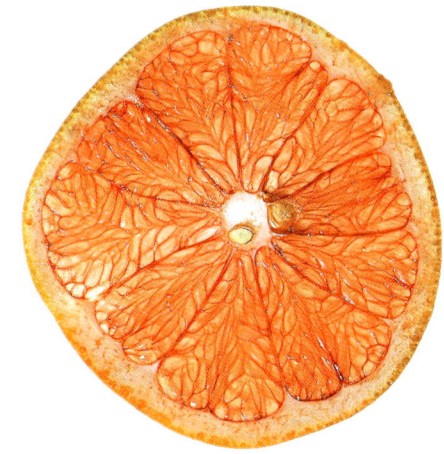

La **sandía** favorece la depuración al aumentar la producción de orina.

La **toronja** ayuda a reducir las reacciones provocadas por la depuración. El zumo de esta fruta y las cápsulas de flavonoides que contienen maringina (su principio activo) pueden interferir en la acción de ciertos fármacos. Si toma usted regularmente alguna medicación, incluida la píldora anticonceptiva, consulte a su médico antes de consumir esta fruta en forma de cápsulas y zumos.

La **uva** es rica en antioxidantes. La uva y el mosto se usan desde hace mucho tiempo en monodietas. El extracto de pepitas de uva contiene oligómeros procianidólicos, unos potentes antioxidantes que también se comercializan en forma de cápsulas.

# Suplementos nutricionales

El consumo de suplementos de vitaminas y minerales es objeto de controversia. Muchos médicos creen que basta con seguir una dieta sana y equilibrada para obtenerlos en una cantidad suficiente.

Otros médicos defienden que tomar pequeñas cantidades de estos nutrientes en forma de cápsulas, además de una dieta lo más sana posible, es una garantía de salud. Existen varios argumentos que respaldan este punto de vista:

- A menudo seguimos una dieta sana.
- Contrariamente a los fertilizantes naturales y el estiércol, los fertilizantes químicos, que vienen usándose desde hace cincuenta años, no aportan a la tierra minerales esenciales como el magnesio y el selenio (véase pág. 123), por lo que los cultivos no pueden absorberlos en cantidades suficientes.
- Muchas vitaminas se destruyen durante el almacenamiento de los alimentos.
- Nuestro sistema depurativo tiene que hacerse cargo de una cantidad cada vez mayor de toxinas de origen químico, y su eliminación eficaz requiere vitaminas y minerales en abundancia.

Lo ideal es determinar nuestras necesidades individuales con la ayuda del especialista o de un experto en nutrición cualificado. Por si no se puede recurrir a esta opción, en la siguiente página ofrecemos una lista orientativa.

### ADVERTENCIAS

Si es posible, adquiera vitaminas naturales de origen biológico, preferiblemente las que indican en el prospecto que no contienen levaduras, lactosa, féculas, azúcar ni conservantes. Es importante seguir las instrucciones de uso relativas a la conservación y no exceder la dosis recomendada. Algunos minerales y vitaminas son tóxicos en dosis elevadas, por lo que debe evitar tomar distintas cápsulas con la misma composición, ya que podría exceder la dosis máxima. Al tomar vitaminas del complejo B, evite los suplementos que no las contengan todas, ya que actúan conjuntamente y necesitan estar equilibradas. Las vitaminas liposolubles (A, D, E y K) deben tomarse con una comida que contenga grasas para favorecer su absorción. Si es posible, tome el zinc justo antes de acostarse. Si padece alguna afección, toma alguna medicación de forma regular o está embarazada, consulte a su médico o especialista en nutrición antes de tomar suplementos de vitaminas y minerales.

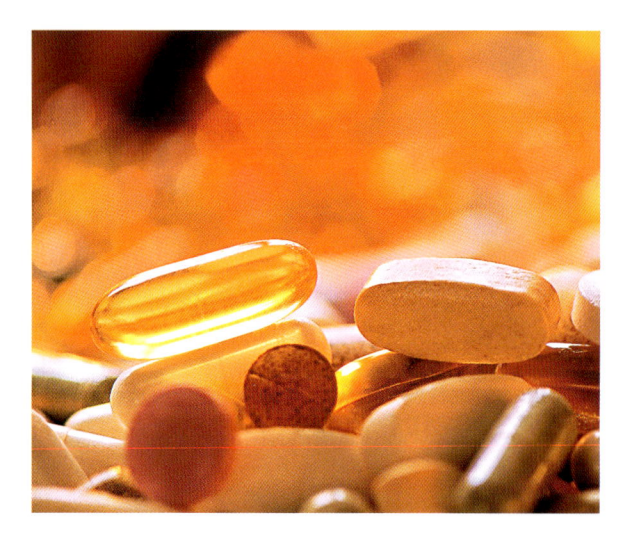

## SUPLEMENTOS

| Vitamina | Dosis suplementaria recomendada para adultos |
|---|---|
| Vitamina A | 2.500-5.000 UI |
| Vitamina B1 | 5-10 mg |
| Vitamina B2 | 5-15 mg |
| Vitamina B3 | 10-50 mg |
| Vitamina B6 | 10-20 mg |
| Vitamina B12 | 20-100 mcg |
| Pantonetano | 20-50 mg |
| Ácido fólico | 400-600 mcg |
| Inosital | 30-50 mg |
| Vitamina C | 200-1000 mg |
| Vitamina E | 60-400 UI |
| Vitamina D | 50-400 UI |
| Bioflavonoides | 20-100 mg |
| Biotina | 50-300 mcg |
| Calcio | 100-400 mg |
| Magnesio | 100-200 mg |
| Hierro | 5-15 mg |
| Zinc | 10-20 mg |
| Manganeso | 5-10 mg |
| Cobre | 1-3 mg |
| Cromo | 50-100 mcg |
| Selenio | 50-100 mcg |
| Yodina | 50-100 mcg |
| Molibdeno | 50-75 mcg |
| Boro | 1 mg |

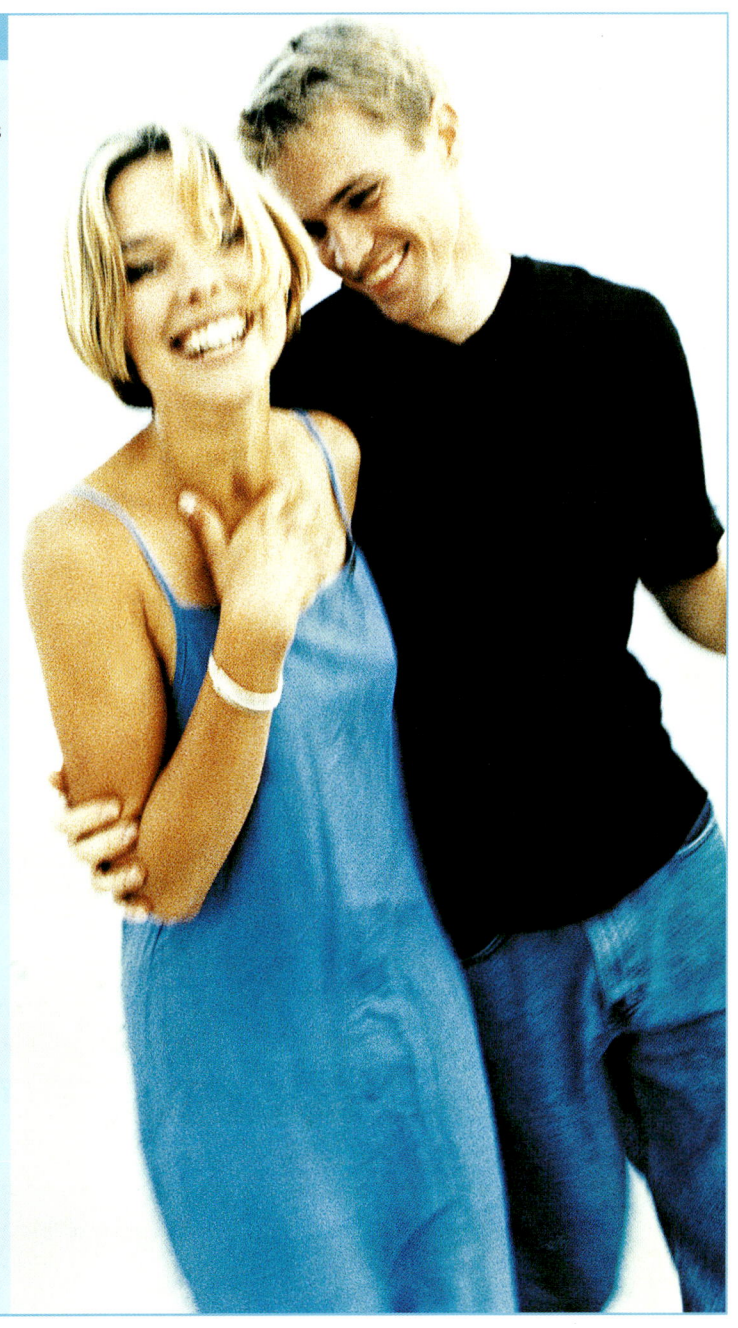

# Efectos secundarios

Durante una depuración, el organismo experimenta cambios que pueden desencadenar varios síntomas molestos, aunque inofensivos. Cuanto más severos sean los síntomas, más evidente resulta la necesidad de una depuración.

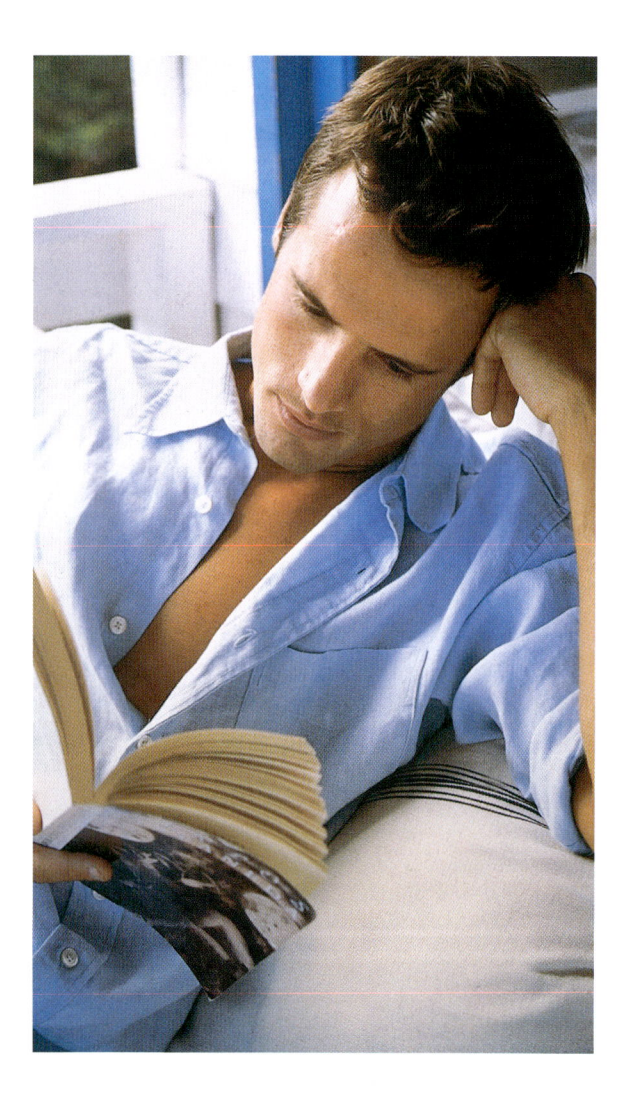

Estos síntomas responden en parte a que el organismo libera las sustancias químicas que no ha podido eliminar de forma eficaz. Dichas sustancias suelen almacenarse en el tejido adiposo hasta que el organismo es capaz de neutralizarlas. Durante un programa de depuración, dejamos de tomar sustancias estimulantes y reducimos la ingesta de otras toxinas, lo que da al organismo la oportunidad de eliminar la acumulación existente.

Afortunadamente, existen varias formas de aliviar estos síntomas. En primer lugar, antes de iniciar cualquier otra restricción dietética, deje de tomar sustancias químicas prescindibles, como cafeína, azúcar, alcohol, drogas y fármacos (véanse págs. 34-43), y evite respirar humo de tabaco. Para minimizar los efectos secundarios que puede producir dejar estas sustancias, tome una cantidad extra de vitamina C y beba como mínimo ocho vasos de agua a diario.

En segundo lugar, no sea demasiado ambicioso a la hora de elegir un programa depurativo. Es mejor empezar con un programa moderado, ya que la primera depuración suele ser la que produce más síntomas.

### ENFRIAMIENTO

Empezar a comer menos puede hacerle más sensible al frío de lo habitual, así que abríguese con prendas cálidas, encienda la calefacción y tome las bebidas tibias en vez de frías. El agua tibia puede ser sorprendentemente reconfortante en estos casos.

## MAL OLOR CORPORAL Y ERUPCIONES CUTÁNEAS

Cuando su organismo empieza a depurarse, suele utilizar la piel como vía para eliminar las toxinas indeseables. Por ello, es posible que su sudor tenga un olor desagradable. Es importante no suprimir el sudor mediante productos que reduzcan la transpiración, por lo que el mejor remedio es bañarse con frecuencia. De este modo no sólo se reduce el mal olor, sino que se elimina el sudor de la piel, que puede llegar a provocar erupciones cutáneas. Cepillarse la piel regularmente (véase pág. 94) es otra forma de minimizar estas reacciones cutáneas. No use perfumes ni jabones perfumados, ya que sólo sirven para aumentar su carga tóxica (véanse págs. 106-107).

## LENGUA ÁSPERA Y HALITOSIS

La aspereza de la lengua y la halitosis son otros síntomas que indican la eficacia de la depuración. Cepíllese regularmente los dientes, use enjuagues bucales, por ejemplo a base de bicarbonato sódico (una cucharadita en un vaso de agua tibia) y, sobre todo, beba agua en abundancia.

## NÁUSEAS

Las náuseas pueden aparecer en ocasiones al principio de la depuración, especialmente la primera vez que seguimos un programa rápido de revitalización. Por lo general, las náuseas pueden controlarse aplicando durante un minuto, y siempre que sea necesario, una fuerte presión sobre un punto de digitopuntura situado encima de la muñeca. El punto se encuentra entre los tendones de la muñeca, en su cara superior, a unos 4 cm de la articulación entre el brazo y la mano. Asimismo, existen ciertas hierbas y especias que ayudan a controlar las náuseas. Para aliviarse, puede tomar una tisana de jengibre (véase pág. 74) o de hinojo.

## DOLOR DE CABEZA

El dolor de cabeza es un síntoma común que suele aparecer durante las primeras 48 horas de un programa de regeneración, especialmente cuando nos depuramos de la cafeína. Evite los analgésicos, ya que durante una depuración es posible que su organismo sea más sensible a ellos. En cambio, puede conseguir un alivio tomando cada dos horas 200 mg de vitamina C en forma de ascorbato cálcico y/o una tisana de romero (véase pág. 77). Otra forma de aliviar el dolor de cabeza es aplicar una presión firme en el punto de acupuntura situado entre el índice y el pulgar. Lo localizará presionando ligeramente hasta detectar un punto sensible. Presiónelo con mayor firmeza durante un minuto. Si puede, procure descansar más.

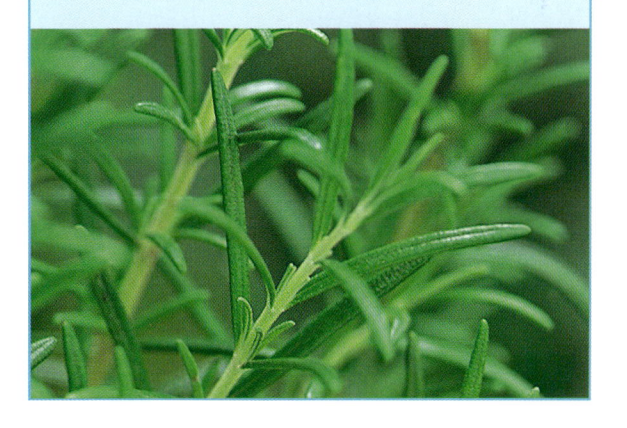

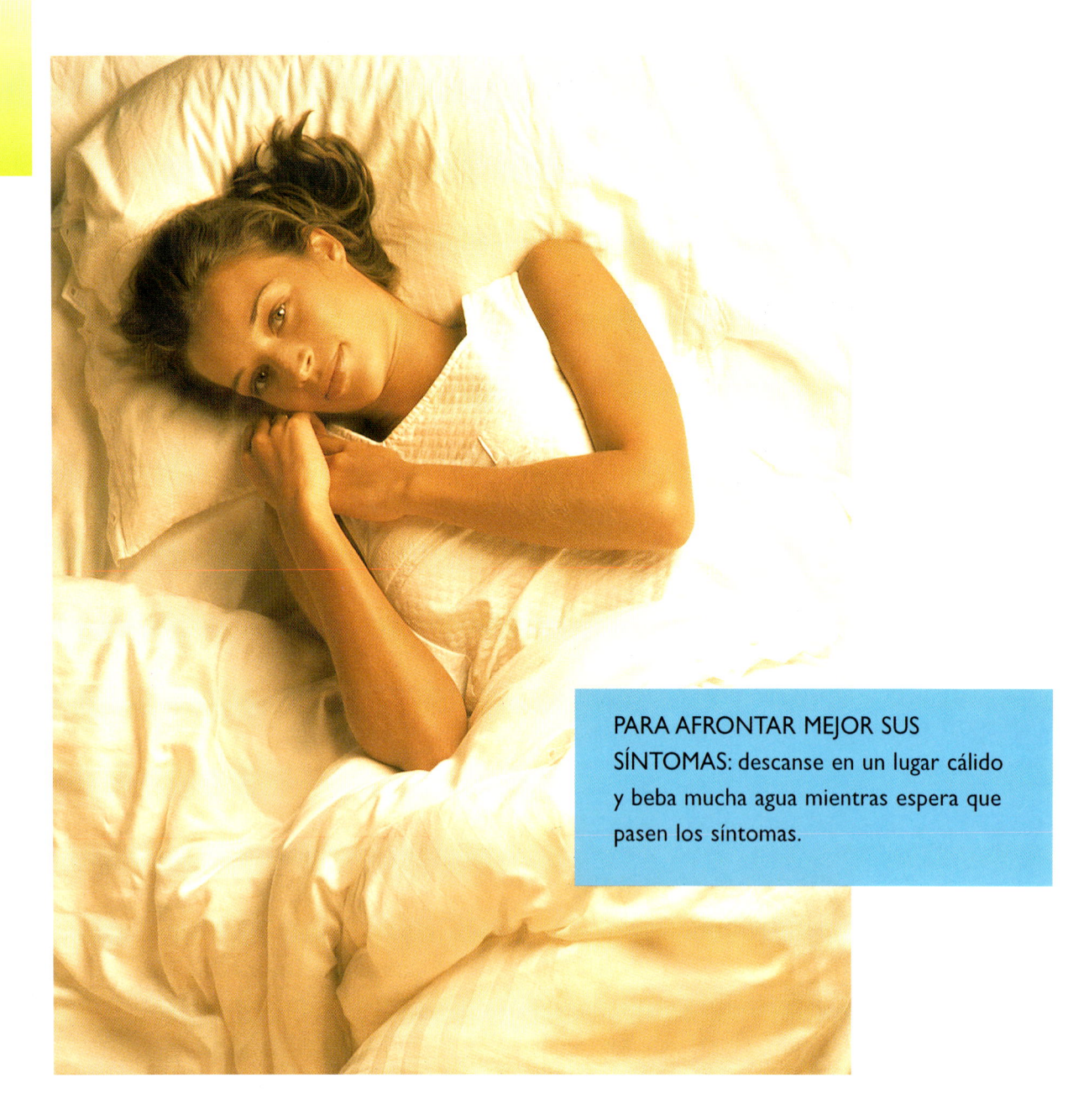

**PARA AFRONTAR MEJOR SUS SÍNTOMAS:** descanse en un lugar cálido y beba mucha agua mientras espera que pasen los síntomas.

### INSOMNIO

Es posible que los cambios en la dieta y la falta de actividad física le produzcan trastornos en el sueño. Tomar un baño prolongado y tibio (no caliente) antes de acostarse puede ayudarle a aliviar el problema, especialmente si añade al agua unas gotas de aceite esencial de lavanda. Otras hierbas relajantes son la manzanilla (véase pág. 74) y el lúpulo (véase pág. 76). Las técnicas de relajación de las páginas 100-101 pueden ayudarle a conciliar el sueño y a reducir la angustia que produce el insomnio.

## PÉRDIDA DE **CONCENTRACIÓN**

En los primeros estadios de un programa de depuración, es posible que note que le cuesta más concentrarse en lo que está haciendo, e incluso puede que se sienta adormecido. Ello puede ser debido a la reducción repentina de la cantidad de alimentos que toma, sobre todo si ha disminuido bruscamente la ingesta de cafeína y azúcar, o si sigue uno de los programas de depuración más enérgicos. Si esto sucede, es importante que descanse mucho. Obviamente, si su capacidad de concentración se ve afectada, deberá abstenerse de conducir o de manipular maquinaria.

### CAMBIOS EN EL TRÁNSITO INTESTINAL

Los cambios bruscos en la dieta pueden afectar la frecuencia con la que evacuamos. Afortunadamente, los intestinos son muy adaptables y normalmente se ajustan a los cambios en pocos días. El estreñimiento, que puede presentarse al inicio de un programa de depuración, debe evitarse en la medida de lo posible, ya que los intestinos son una de las principales vías de que dispone el organismo para deshacerse de las toxinas. Es importante beber abundante líquido. Si es usted propenso al estreñimiento, empiece a tomar cuanto antes *psyllium* (véase pág. 76) o linaza (véase pág. 75-76).

La diarrea es un síntoma que los médicos y profesionales sanitarios definen a menudo de manera distinta a la mayoría de las personas. Las dietas de los países occidentales suelen ser bajas en fibra, lo que produce deposiciones pequeñas, duras y poco frecuentes. La mayor ingesta de fibra que recomendamos en los programas de depuración puede producir deposiciones más blandas y frecuentes de lo habitual. Son las deposiciones normales en una dieta con una cantidad de fibra adecuada.

En los primeros estadios de la depuración, ocasionalmente puede hacer deposiciones líquidas o tener diarrea como resultado de los cambios en la dieta y del proceso de depuración. Si esto sucede, beba más líquido para recuperar el que ha perdido: el caldo de potasio (véase receta en la pág. 49) es especialmente beneficioso, ya que en las deposiciones líquidas se pierde potasio. Si la diarrea dura más de tres días, acuda al médico.

### PÉRDIDA DE PESO

Para muchas personas, la perspectiva de perder peso es un gran incentivo para emprender un programa de depuración. La mayoría pierde peso durante los primeros días. Se trata principalmente de líquido, si bien es posible que se elimine también algo de grasa una vez agotadas las reservas energéticas del hígado. En el transcurso de un programa de depuración más prolongado se seguirá produciendo una pérdida de peso al realizar una dieta baja en grasas, siempre que no se abuse de los aliños con aceite de oliva.

Para que su organismo no se adapte a la reducción de calorías, es importante iniciar un programa de entrenamiento que incluya sesiones de ejercicio aeróbico. Este programa debe continuarse indefinidamente para evitar recuperar peso y para no desarrollar o mantener el llamado «efecto yoyó» (véanse págs. 27 y 57). Si no desea perder peso, tome los alimentos permitidos en abundancia.

# Candidiasis

Si le han diagnosticado candidiasis, deberá evitar los pocos alimentos de los programas depurativos de este libro que contienen azúcar o levadura.

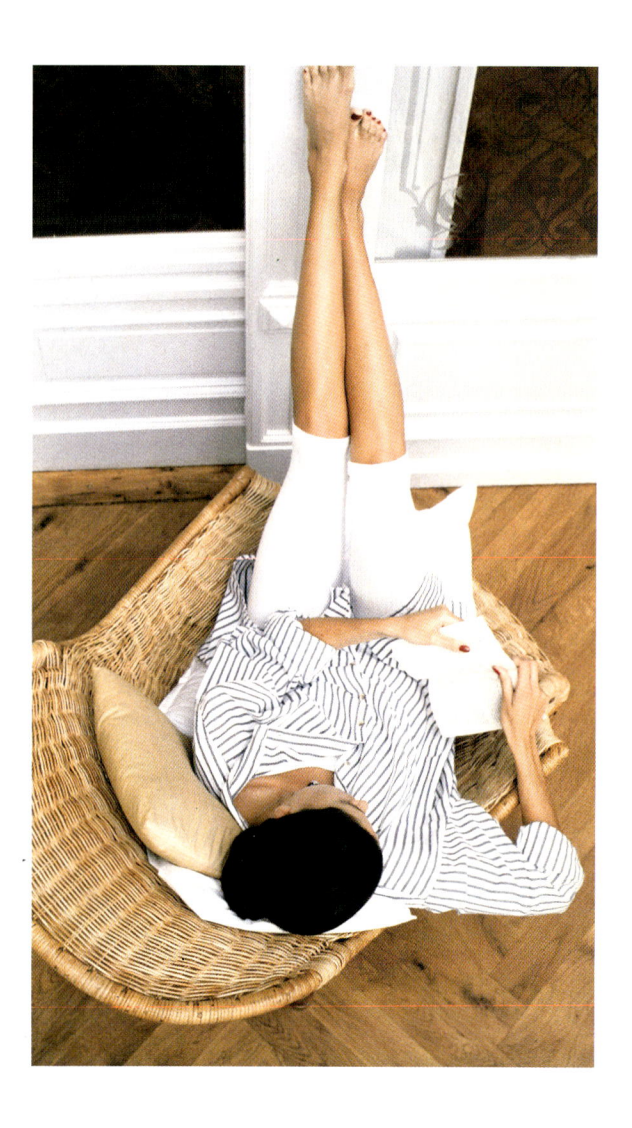

### DIAGNÓSTICO

El diagnóstico de la candidiasis es objeto de una cierta controversia, ya que las pruebas científicas que determinan un exceso de cándida en los intestinos no son concluyentes, y, además, hay personas que desarrollan una intolerancia a otros tipos de levadura, como la de cerveza y la usada en el pan. De todos modos, muchos médicos admiten que algunos pacientes aquejados de trastornos digestivos, cansancio crónico e infecciones recurrentes de cándida y otros hongos, como el pie de atleta y la tiña, responden bien a los cambios dietéticos que implican la eliminación del azúcar y la levadura.

Si cree usted que padece alguno de estos trastornos, acuda a un especialista para que le haga un diagnóstico y le indique el tratamiento que debe seguir. Es esencial contar con un dictamen preciso, ya que la sensación de «estar siempre cansado» puede obedecer a otras causas.

Si ya ha padecido anteriormente una candidiasis pero desea depurarse para mejorar su salud, evite todos los alimentos que le haya sugerido su médico. A continuación indicamos los que se excluyen con mayor frecuencia. Se trata de una lista bastante exhaustiva, pero verá que la mayoría de los alimentos mencionados ya se han excluido de los programas depurativos. Si experimenta algún síntoma al volver a consumir estos alimentos, seguramente necesitará la ayuda de un especialista para resolver el problema.

## ALIMENTOS QUE DEBEN EVITARSE EN CASO DE **CANDIDIASIS**

- Cualquier producto a base de harina que contenga levadura: pan, bollos, pasteles y pudines y rosquillas.
- Los extractos de levadura como Marmite o Vegemite, Bovril, Oxo y otros cubitos de caldo que contengan levadura.
- Todos los productos que contengan levadura, malta o «proteínas vegetales hidrolizadas» (lea siempre las etiquetas).
- Cualquier producto fermentado como el vinagre (incluida la mayoría de los aliños que se venden para ensaladas: prepárelos usted mismo con zumo de limón o de lima), la salsa de soja y otras salsas fermentadas, la crema de leche y otros fermentos lácteos, el pan de centeno, el pan de soda (si contiene nata o crema de leche), los encurtidos y las aceitunas.
- Los quesos azules o maduros.
- Todos los productos a base de tomate, excepto los tomates frescos.
- Las setas y el *quorn*.
- Los alimentos ahumados como el bacón, el jamón, el pescado o el queso.
- Cualquier fruta que no sea fresca, por ejemplo, la seca o enlatada, así como los zumos de fruta envasados. El melón suele también excluirse, ya que presenta un alto grado de maduración.
- Cualquier fruto seco o con cáscara que no esté recién descascarado, como los cacahuetes, los cocos y sus derivados. (Si sólo puede adquirirlos sin cáscara busque un establecimiento que renueve con frecuencia su género y guarde los frutos secos en el congelador.)
- El azúcar en todas sus formas, incluida la miel, cualquier tipo de almíbar y todos los productos que contengan dextrosa, fructosa, maltosa o sacarosa. La leche contiene lactosa, y algunos médicos la excluyen. El yogur contiene menos lactosa, pero está fermentado y puede excluirse por este motivo.
- Las hierbas secas pueden contener moho, por lo que es mejor emplearlas frescas siempre que sea posible.

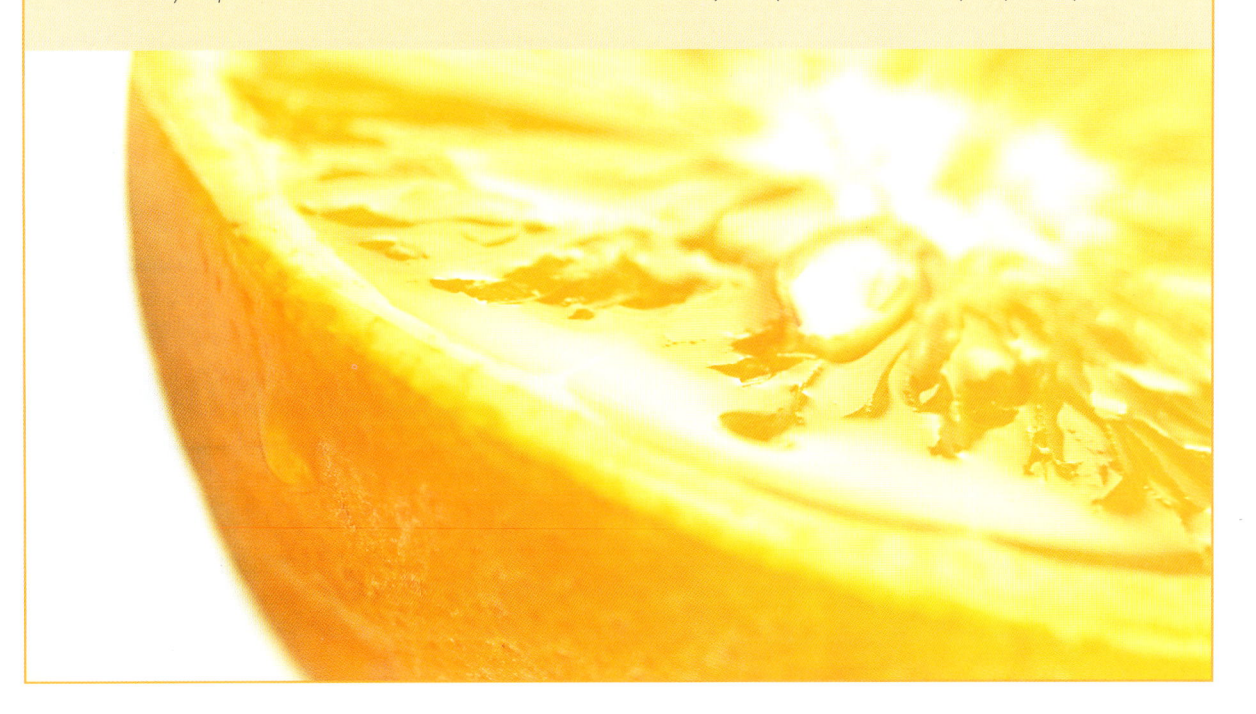

# Alergias e **intolerancias**

La alergia alimentaria consiste en una reacción del sistema inmunológico frente a un alimento. Si su médico le ha confirmado que es usted alérgico a cualquier alimento que aparezca en este libro, obviamente, deberá evitarlo.

Por lo general, la alergia alimentaria es una afección crónica que puede llegar a ser muy grave. La intolerancia alimentaria es distinta. Si bien es una reacción adversa a los alimentos, el sistema inmunológico no interviene en la reacción, por lo que los médicos no la consideran propiamente una alergia. Por lo general, las personas propensas a desarrollar una intolerancia alimentaria rechazan cierto alimento que consumen con frecuencia. Tras excluir el alimento ofensivo durante unos meses, pueden volver a consumirlo sin padecer reacción alguna.

Por desgracia, tenemos tendencia a volvernos adictos a alimentos que nuestro organismo no tolera. Ello supone un problema al intentar tomarlos sólo de vez en cuando, ya que nos es difícil parar tras una sola ración. Muchas personas controlan esta tendencia manteniendo la abstinencia en casa y permitiéndose comer un poco de ese alimento cuando van a un restaurante. Los motivos de esta aparente adicción no están claros, si bien puede que se deba a que al consumir ese alimento el organismo produce unas sustancias denominadas endorfinas, que son parecidas a la morfina. Por tanto, parece ser que estas sustancias son las responsables de la adicción, más que el alimento en sí.

### ¿QUÉ RELACIÓN EXISTE ENTRE LA INTOLERANCIA ALIMENTARIA Y LA DEPURACIÓN?

La intolerancia alimentaria es un tema muy extenso que aquí sólo podemos tratar sucintamente. De todos modos, muchos de los síntomas que aparecen en la página 18 pueden estar provocados por una intolerancia alimentaria, por lo que es probable que un porcentaje de los lectores de este libro sean intolerantes a uno o a más alimentos. El diagnóstico de la intolerancia alimentaria no es fácil, y no hay ninguna prueba totalmente fiable. Incluso las pruebas más comúnmente usadas tienen sólo una fiabilidad del 70 %. Una de ellas consiste en eliminar de la dieta el alimento sospechoso durante unos días y luego volver a consumirlo observando los síntomas que se presenten.

---

### INTOLERANCIAS **ALIMENTARIAS**

Los estudios científicos han demostrado que existen varios grados de intolerancia a diferentes alimentos. De todos modos, los que suelen causar con mayor frecuencia síntomas de intolerancia son los siguientes:

- Naranjas
- Café
- Huevos
- Maíz
- Leche
- Trigo
- Chocolate
- Carne de cerdo
- Té
- Carne de vacuno
- Avena
- Azúcar

**TOME UNA DIETA VARIADA:** reduzca el riesgo de desarrollar una intolerancia alimentaria siguiendo una dieta variada.

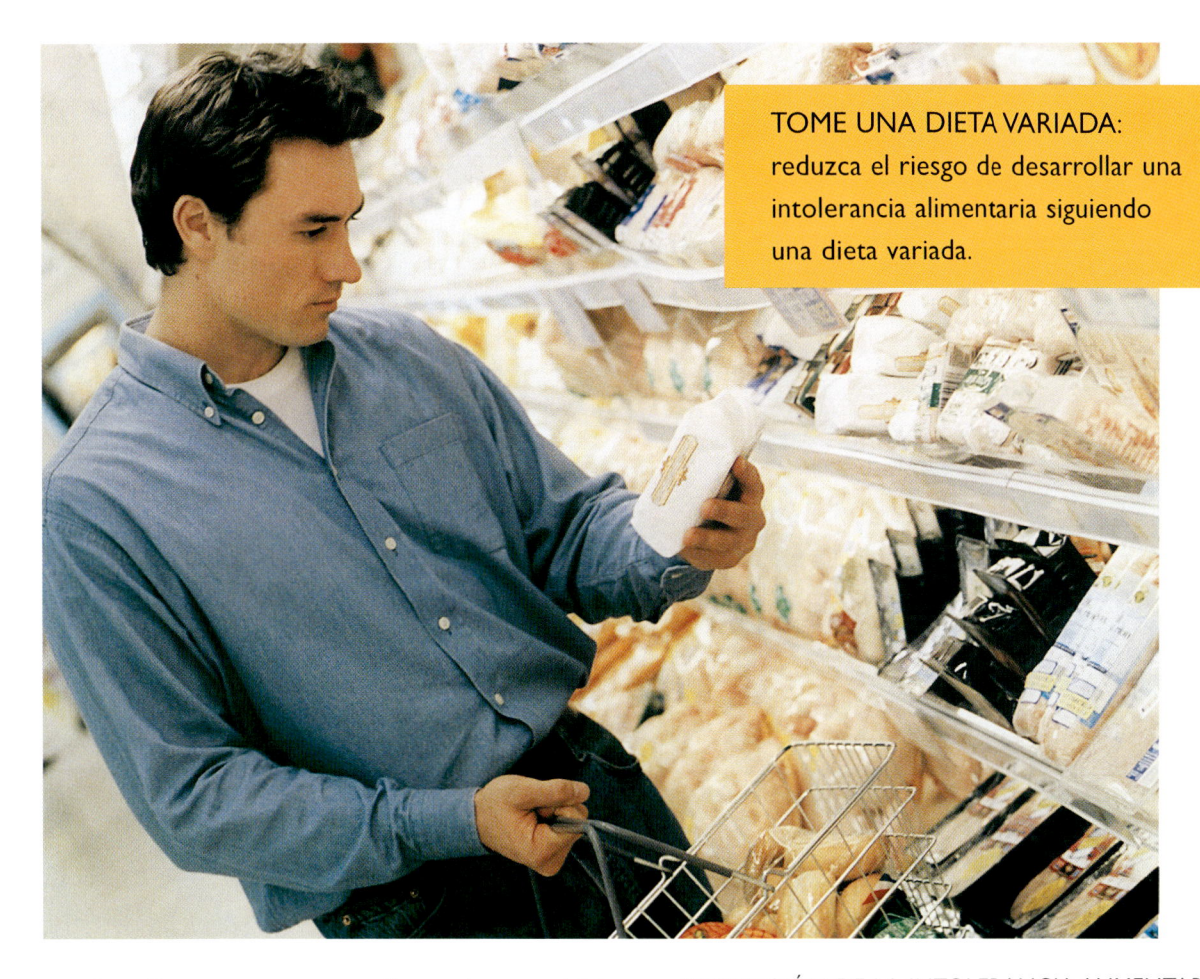

Los alimentos que con mayor frecuencia causan intolerancias alimentarias (véase recuadro) están excluidos de los programas depurativos, como mínimo durante los primeros estadios. Por tanto, es posible que tras seguir un programa de depuración ciertos síntomas vuelvan a aparecer al reintroducirse algún alimento al que seamos intolerantes. Si cree que éste es su caso, acuda a un especialista. Si esto no le es posible, vuelva a la dieta que seguía cuando no padecía síntomas y reintroduzca los alimentos uno a uno a intervalos de cuatro días, anotando los síntomas que experimente. Si encuentra un alimento que parece causarle síntomas, exclúyalo durante tres o cuatro meses y luego vuelva a consumirlo. Si entonces no experimenta síntoma alguno, puede incluir ese alimento en su dieta unas dos veces por semana.

### PREVENCIÓN DE LA INTOLERANCIA ALIMENTARIA

Las siguientes medidas pueden ser de ayuda:

- Siga una dieta variada. En especial, no consuma los alimentos del recuadro más de una vez al día e intente pasar uno o dos días a la semana absteniéndose por completo de tomarlos.
- Tome menos té y café.
- Reduzca la ingesta de alimentos que pueden provocar que la pared intestinal absorba los alimentos antes de que estén completamente digeridos. Entre estos alimentos se encuentran los platos muy sazonados, la papaya y la piña crudas, el alcohol tomado en exceso y ciertos fármacos, como la aspirina y el ibuprofeno.
- Consuma fruta y hortalizas frescas.

# Ejercicio

El ejercicio potencia la depuración, puesto que mejora el consumo de oxígeno y la eliminación de los productos de desecho por parte de los tejidos a través del sudor, facilitando el control del peso corporal y combate el estrés.

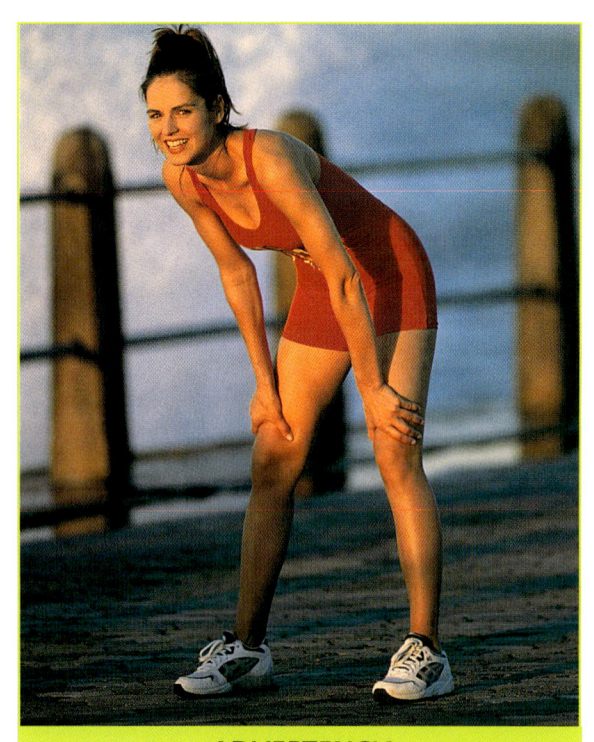

### ADVERTENCIA

Si tiene más de 30 años o padece cualquier problema de salud, incluido el sobrepeso, consulte a su médico antes de iniciar cualquier programa de ejercicio. Asimismo, acuda a un especialista si nota dolor en el pecho al hacer ejercicio.

### ESTIRAMIENTOS

Es importante estirar los músculos antes de hacer ejercicio, ya que de este modo se reduce el riesgo de lesiones. Haga tres veces cada uno de los siguientes ejercicios.

Los isquiotibiales son los grandes músculos de la parte posterior de los muslos. Estírelos colocando un pie sobre una silla o una caja y el otro a unos 45 cm de distancia. Manteniendo la espalda recta, apoye los brazos sobre la rodilla doblada y vaya inclinándose hacia delante hasta que note un estiramiento en la parte superior de la pierna extendida. Aguante contando hasta 20. Repítalo con la otra pierna.

El cuádriceps es el músculo de la parte anterior del muslo. Apóyese con una mano en la pared. Manteniendo el cuerpo recto, flexione la rodilla derecha y sujétese el pie derecho con la mano contraria. Procure no poner totalmente recta la rodilla izquierda. Manténgase en esta posición mientras cuenta hasta 20 y repítalo con la otra pierna.

Para estirar el tronco, póngase de pie y agárrese las manos detrás de la espalda, manteniendo los brazos rectos. Eche hacia atrás los hombros e inclínese hacia delante levantando los brazos por encima de la cabeza, manteniendo los codos rectos y las manos agarradas. Vuelva a poner el cuerpo recto y, manteniendo las manos separadas de las nalgas y los brazos rectos, gire el tronco dos veces a derecha e izquierda.

## EJERCICIO AERÓBICO

Puede realizar un ejercicio aeróbico mientras corre, esquía, monta en bicicleta, nada, baila, patina o practica el excursionismo. Incluso subir por las escaleras en vez de usar el ascensor es un ejercicio que puede ser beneficioso. De todos modos, si se cansa demasiado, empiece por *bajar* por las escaleras.

No se exceda. Debe poder hablar con normalidad después del ejercicio, aunque jadee un poco. Si desea un criterio más científico, tómese el pulso. Lo notará en la muñeca, debajo del pulgar, a unos 2,5-5 cm del pliegue que forma la piel en la articulación. Cuente las pulsaciones durante diez segundos y multiplíquelas por seis.

Intente llegar a un pulso situado entre el 70 y el 80 % del máximo para su edad (véase tabla orientativa). Si necesita adelgazar, probablemente conseguirá la máxima pérdida de peso llegando al 60 % de su pulso máximo durante una sesión de 45-60 minutos (en vez de sesiones más breves) tres o cinco veces a la semana.

### TABLA ORIENTATIVA DE PULSACIONES

| Edad | 70-80 % del pulso máximo | 60 % del pulso máximo |
|---|---|---|
| 20 | 140-160 | 120 |
| 30 | 122-152 | 114 |
| 40 | 126-144 | 108 |
| 50 | 119-136 | 102 |
| 60 | 112-128 | 96 |
| 70 | 105-120 | 90 |

## ¿CUÁNTO EJERCICIO ES NECESARIO?

Dedique entre 5 y 10 minutos a realizar ejercicios de calentamiento y estiramiento. Empiece con 5 minutos de ejercicio y aumente la duración hasta unos 30 minutos. Si al cabo de una hora de haber finalizado el ejercicio aún está cansado, reduzca su duración y vaya aumentándola paulatinamente.

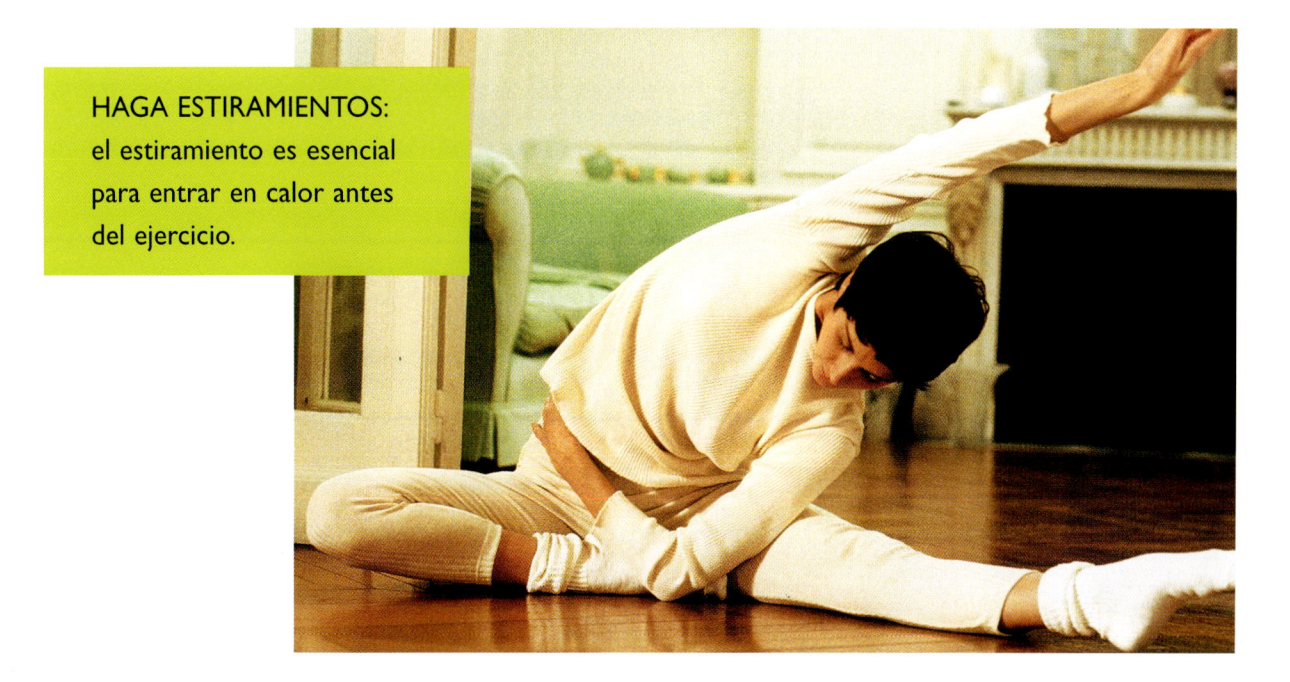

**HAGA ESTIRAMIENTOS:** el estiramiento es esencial para entrar en calor antes del ejercicio.

# Yoga

El yoga es una disciplina suave que puede ayudar a la eliminación de los productos de desecho. Se trata de una práctica que fomenta la relajación. Para disfrutar al máximo de los beneficios del yoga deberá asistir a clases, pero aquí le ofrecemos algunos ejercicios que favorecen la depuración.

Si tiene algún problema de salud, especialmente de espalda o de corazón, o está embarazada, consulte antes de realizar esta activiad a su médico y a su profesor de yoga.

### RESPIRACIÓN ALTERNA

Este tipo de respiración ayuda a vaciar a fondo los pulmones. Siéntese con la espalda recta en una silla, o bien en el suelo con las piernas cruzadas en la postura del loto. Cierre

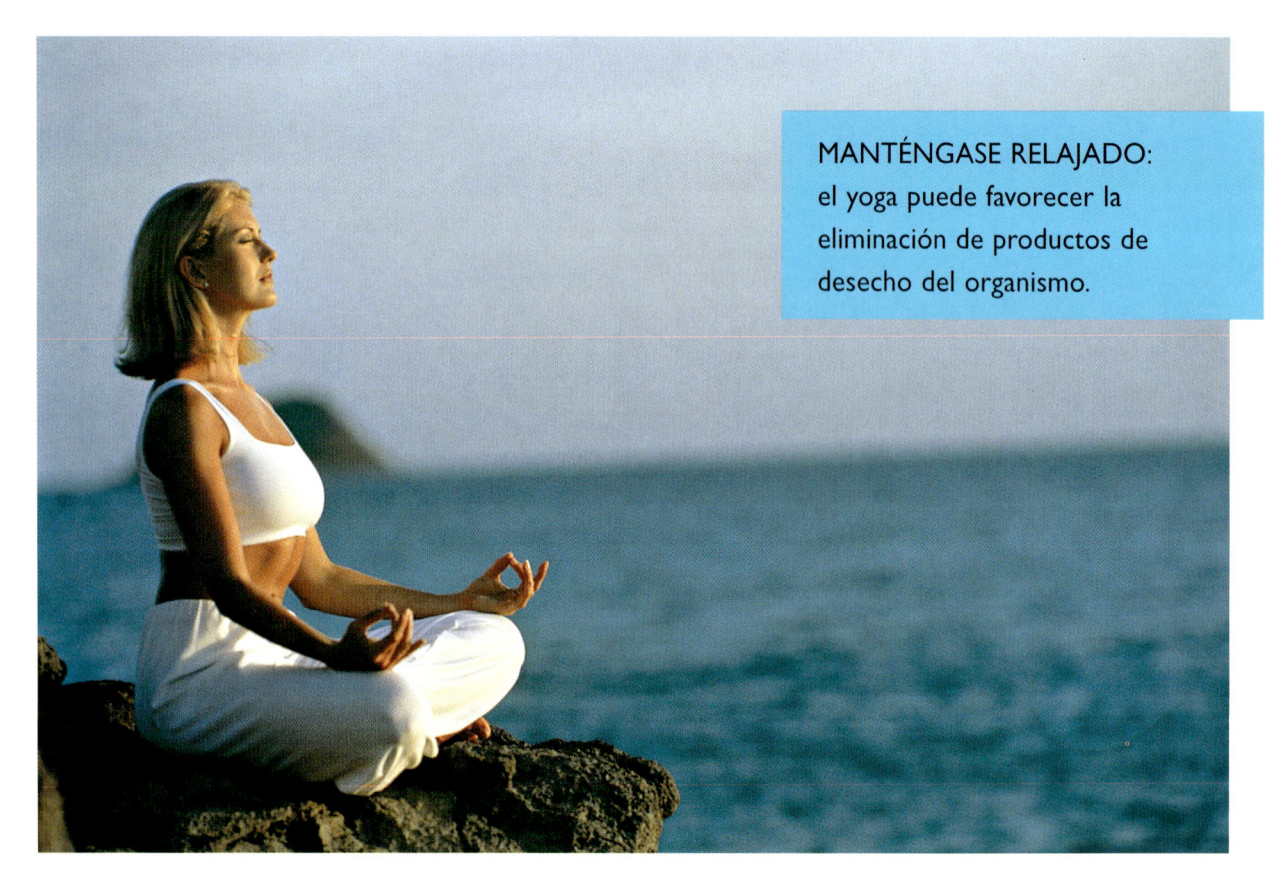

**MANTÉNGASE RELAJADO:** el yoga puede favorecer la eliminación de productos de desecho del organismo.

## SALUDO AL **SOL**

El Saludo al sol es una secuencia de posturas tradicional que estira casi todos los músculos y ayuda a mejorar la flexibilidad. Puede que al principio se sienta un poco torpe, pero con la práctica le resultará más sencillo. Repítala dos o cuatro veces, con un descanso de 30 segundos entre cada repetición. A continuación, relájese durante unos minutos.

1 Póngase de pie, con los pies juntos. Junte las palmas de las manos delante del pecho, como si estuviese rezando.

2 Mientras inspira, levante las manos por encima de la cabeza. Échese hacia atrás con las palmas de las manos hacia arriba.

3 Inclínese hacia delante tanto como pueda, sin flexionar las rodillas, mientras inspira. Con la práctica, quizá será capaz de colocar las manos en el suelo, al lado de los pies.

4 Mientras inspira, flexione las rodillas y coloque (o mantenga) las manos en el suelo, al lado de los pies. Eche hacia atrás la pierna derecha, dejando reposar la rodilla sobre el suelo. Mire hacia delante.

5 Espire y al mismo tiempo levante la rodilla del suelo, coloque la pierna izquierda junto a la derecha y estire ambas piernas para quedar apoyado sobre las manos y las puntas de los pies.

6 Mientras inspira, ponga ambas rodillas sobre el suelo, deje reposar las nalgas sobre los talones e inclínese hasta tocar el suelo con la frente. Espire.

7 Sin inspirar, échese hacia delante para que las rodillas, el pecho y la frente toquen el suelo, pero no el abdomen. Inspire y al mismo tiempo levántese empujando con los brazos para volver a quedar apoyado sobre las manos y las puntas de los pies, pero esta vez mire hacia arriba para que la espalda le quede cóncava.

8 Mientras espira, empuje los glúteos hacia arriba y forme un triángulo con el suelo, manteniendo los talones tan cerca del suelo como pueda.

9 Inspire a la vez que flexiona las rodillas y deje reposar las nalgas sobre los talones (como en el paso 6). Espire.

10 Mientras inspira, levante la rodilla derecha y ponga el pie derecho entre las manos.

11 Ponga el pie izquierdo detrás del derecho mientras espira. Estire las piernas, pero manteniendo las manos cerca del suelo (como en el paso 3).

12 Mientras inspira, póngase de pie y descanse unos momentos. Repita el ciclo echando hacia atrás la pierna izquierda en el paso 4 y levantando primero la rodilla izquierda en el paso 10.

los ojos y tápese el orificio derecho con el pulgar de la mano derecha. Espire por el orificio izquierdo, a continuación inspire contando hasta 4 y aguante la respiración mientras cuenta hasta 16. Con los dedos anular y meñique, tápese el orificio izquierdo y destápese el derecho. Espire mientras cuenta hasta 8. Repita el ejercicio, pero esta vez inspirando por el orificio derecho. Si nota la más mínima molestia, interrumpa el *pranayama* y descanse.

# Hidroterapia

El agua, el vapor y el hielo pueden usarse con fines curativos, pero no es necesario acudir a un balneario para favorecer el efecto de un programa de depuración mediante el uso del agua. Existen tratamientos sencillos que pueden realizarse en casa.

El agua lleva siglos empleándose con fines higiénicos y curativos. Experimentos científicos recientes han demostrado que tomar regularmente duchas frías puede reducir la incidencia de los resfriados. Los programas que incrementan gradualmente la exposición del cuerpo al agua fresca y luego al agua fría producen:

- Mayor energía, incluso en personas con síndrome de la fatiga crónica.
- Mayor fertilidad, al aumentar la producción de hormonas sexuales.
- Mejor circulación en las personas que normalmente tienen las manos y las piernas frías.
- Alivio de los síntomas de la menopausia.

Puede beneficiarse de las técnicas de hidroterapia acudiendo a un profesional de este campo, pero los siguientes programas sencillos para hacer en casa pueden favorecer su programa de depuración:

### CEPILLARSE LA PIEL

Friccionarse la piel es un buen ejercicio para despertarnos por la mañana y para estimular la circulación antes de tomar una ducha. Tendrá que adquirir un cepillo de cerdas naturales, una manopla o bien una esponja vegetal, y deberá levantarse temprano para disponer de 5 o 10 minutos para cepillarse la piel en una habitación cálida. Frótese la piel con una ligera presión y describiendo un movimiento circular constante, siempre en dirección hacia el corazón. Procure friccionar toda la piel. Las mujeres deben evitar la zona de los senos.

**Cómo cepillarse la piel**
Sentado, frícciónese la planta de un pie y vaya ascendiendo por el empeine, el tobillo y la pantorrilla. Repítalo en la otra pierna. Levántese para cepillarse los muslos, tanto por delante como por detrás, a continuación las nalgas y posteriormente la espalda. Si no llega a toda la espalda, frótesela enérgicamente con una toalla seca.

A continuación frícciónese una mano y ascienda por el brazo, procurando cepillarse toda la piel. Repítalo en el otro brazo. Cepíllese suavemente el abdomen en el sentido de las agujas del reloj. Por último, frótese el cuello y el pecho, esta vez con un movimiento descendente, hacia el corazón. Tome una ducha y aplíquese una crema hidratante.

### HIDROTERAPIA EN LA DUCHA

La mayoría de las duchas modernas permiten variar la intensidad del chorro, así como la temperatura del agua. Si además varía el tiempo que pasa en la ducha, tiene a su disposición una amplia variedad de tratamientos caseros de hidroterapia.

Hidroterapia 95

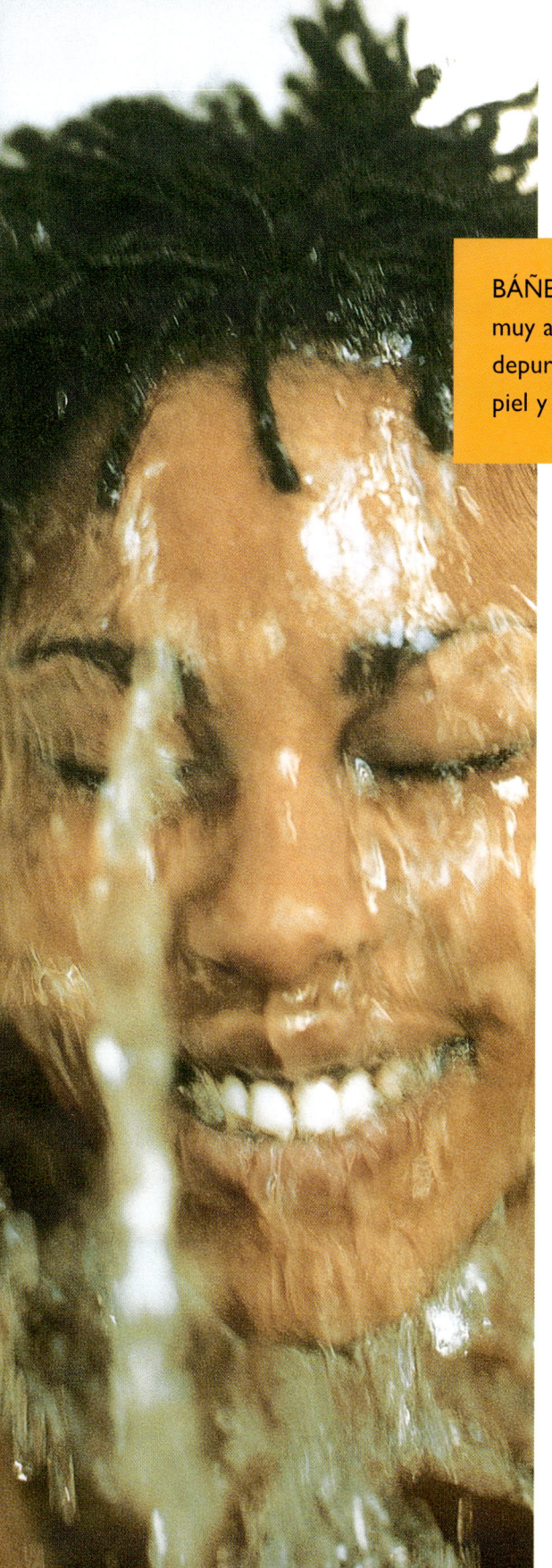

> **BÁÑESE:** la hidroterapia es una forma muy agradable de favorecer la depuración, mejorar el estado de la piel y prevenir infecciones.

### Duchas calientes

Las duchas calientes pueden tener un efecto relajante y son la mejor forma de limpiar la piel, pero no pase más de 5 minutos duchándose con agua caliente, ya que puede tener un efecto debilitador. Acabe siempre con una ducha fresca o fría cuando desee estimular la circulación hacia la piel y mejorar su tono. Las duchas frías restringen la circulación hacia la piel, por lo que inicialmente producen una sensación de calor interno. Esta constricción permite que determinadas sustancias químicas se acumulen en la piel y dilaten nuevamente los vasos sanguíneos, por lo que notamos la piel cálida y se estimula su función depuradora.

### Duchas neutras

Con este término se designa una ducha que no es ni fría ni caliente. Las duchas neutras pueden tener un efecto balsámico, por lo que ayudan a relajarse y a dormir bien si se toman antes de acostarse.

### Duchas alternantes

Las duchas en las que se alternan el agua fría y la caliente también son relajantes y estimulan la circulación. Además, limpian de forma muy eficaz el sudor de la piel. Empiece con una ducha tibia y aumente la temperatura del agua hasta que esté bastante caliente. A continuación, ponga rápidamente el agua fría durante unos 15 segundos

## BAÑO Y **FRICCIÓN CORPORAL CON SAL**

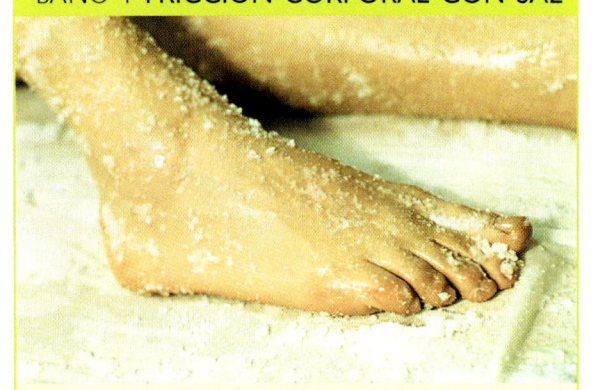

Prepare un baño no muy caliente. Ponga en un cuenco un puñado de sal marina, vierta un poco de agua y remueva hasta obtener una pasta espesa. Apliquesela sobre la piel con un masaje, siguiendo las indicaciones sugeridas para cepillarse la piel (véase pág. 94). Introdúzcase en la bañera durante unos 10 minutos, séquese aplicándose una toalla, sin frotarse, y acuéstese. Tenga agua a mano durante la noche, ya que es posible que sude profusamente cuando se aplique este tratamiento por primera vez. Por la mañana, tome una ducha templada y póngase una crema hidratante.

## ADVERTENCIA

No utilice sales de baño si tiene la piel agrietada o ulcerada, y tampoco si se siente cansado o débil. Consulte a su médico si padece afecciones cardíacas, hipertensión o diabetes.

antes de volver a poner el agua caliente. Puede repetirlo varias veces. Si lo prefiere, al principio, puede alternar entre agua tibia y caliente e ir aumentando la oscilación térmica hasta que se acostumbre a la terapia. También puede variar la presión del agua para obtener los efectos que más le convengan.

### HIDROTERAPIA EN LA BAÑERA

Los baños con epsomita y los masajes y baños con sal marina aumentan la sudoración, lo que favorece la depuración. Durante una depuración, puede realizarse una sesión semanal. Sin embargo, cuando no se esté siguiendo ningún programa, será suficiente con llevar a cabo una sesión mensual.

**Baño con epsomita**

Adquiera epsomita en una farmacia. Para cada baño necesitará entre 0,25-0,5 kg, más 100 g de sal marina. Prepare un baño con una temperatura agradable, añada las sales al agua y disuélvalas. Métase en la bañera y permanezca en ella entre 10 y 20 minutos, añadiendo agua caliente si tiene frío. Salga de la bañera lentamente, ya que puede sufrir un leve mareo, envuélvase con varias toallas grandes y acuéstese. Tenga a mano agua en abundancia, por si tiene sed. Por la mañana, tome una ducha o un baño con el agua tibia y aplíquese una crema hidratante. Antes de volver a utilizar las toallas tendrá que lavarlas, ya que probablemente sudará profusamente durante la noche.

### AROMATERAPIA EN LA BAÑERA

Puede añadir aceites esenciales al agua, pero antes de usarlos es importante comprobar que no le irritan la piel. Aplíquese un poco detrás de la oreja y déjelo durante 24 horas. Si la piel no le escuece ni se le enrojece, puede usar el aceite sin problemas. De todos modos, la piel puede sensibili-

## ACEITES ESENCIALES RECOMENDADOS

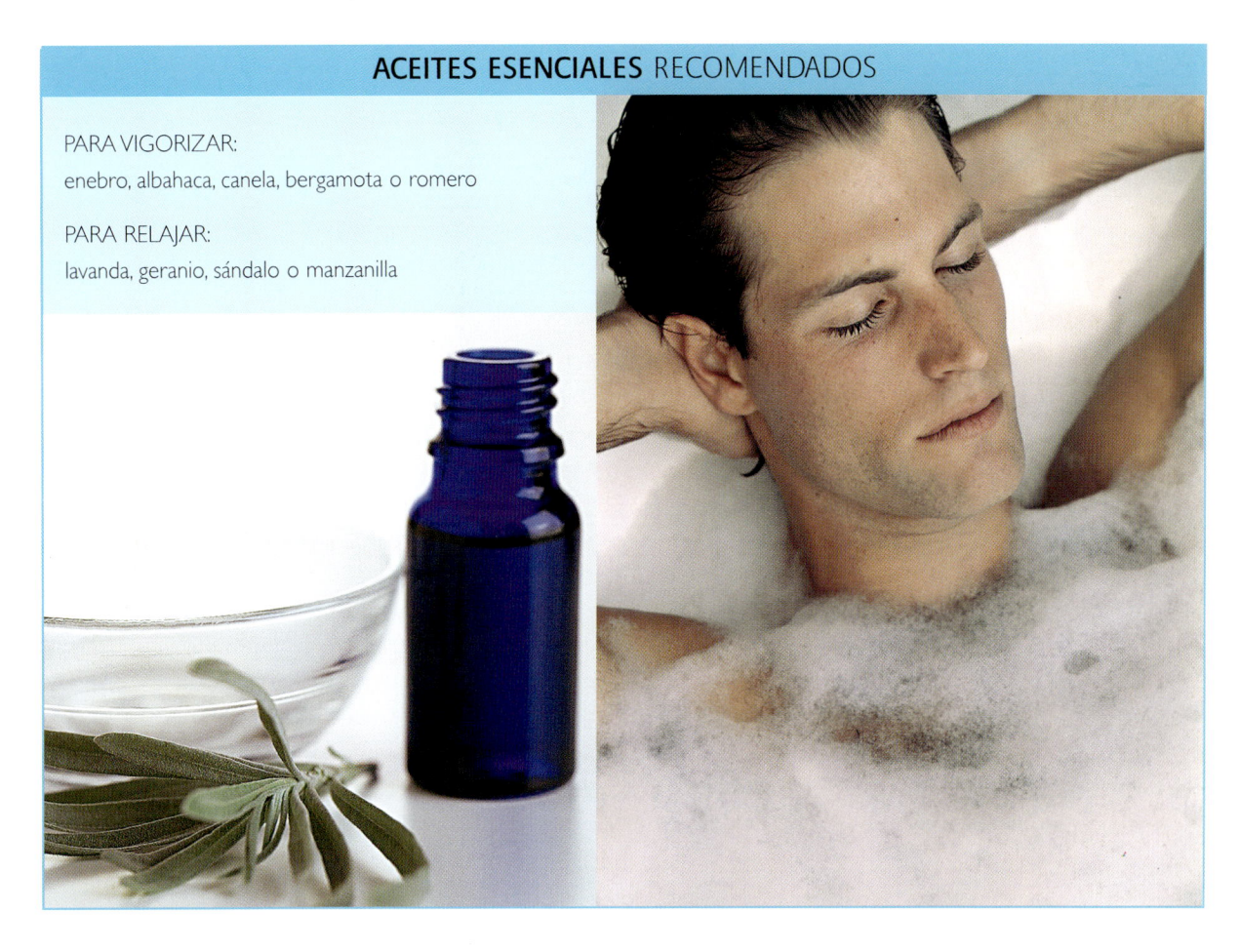

PARA VIGORIZAR:
enebro, albahaca, canela, bergamota o romero

PARA RELAJAR:
lavanda, geranio, sándalo o manzanilla

zarse tras un uso frecuente del mismo aceite. Prepare un baño con agua tibia para vigorizarse o bien con agua caliente para relajarse. Agregue unas diez gotas de aceite esencial al agua cuando la bañera esté prácticamente llena y disfrute de un baño relajante.

### HIDROTERAPIA POR APLICACIÓN

Puede aplicarse un vendaje en el tronco sin la ayuda de otra persona. Este tratamiento favorece la depuración al aumentar la transpiración. Doble por la mitad una toalla grande y gruesa para que sea lo bastante ancha para cubrirle el tronco desde las axilas hasta el ombligo y lo bastante larga para que al envolverse con ella sobre un poco. Ponga la toalla sobre una superficie plana, por ejemplo la cama. Prepare un trozo de tela de algodón que sea como mínimo 2,5 cm más estrecha que la toalla y lo bastante larga para envolverse con ella una sola vez sin que sobre nada de tela.

Empape la tela en agua fría, escúrrala para que quede húmeda, pero sin gotear, y colóquela en el centro de la toalla. Tiéndase encima y envuélvase, primero con la tela de algodón y después con la toalla. Sujételas con unos imperdibles. Envuélvase con una manta y relájese durante tres horas o más. Si entra en calor a los cinco minutos, desenvuélvase, séquese enérgicamente y repita la terapia otro día, escurriendo más la tela de algodón. Lave la tela de algodón después de cada aplicación, ya que habrá absorbido las sustancias tóxicas eliminadas.

# Depure su mente

La mayoría de personas intenta constantemente compaginar demasiados compromisos en muy poco tiempo. Durante un programa de depuración, además de concentrarse en su salud física, puede beneficiarse de la práctica de algunos ejercicios de renovación mental.

Estos ejercicios pueden ayudarle a relajarle, lo que a su vez contribuirá a mejorar su salud física y bienestar. En especial, la práctica regular de la relajación propicia el sueño reparador, alivia los trastornos digestivos, reduce la tensión que sufre el corazón limitando la presión sanguínea y ralentizando el pulso e incluso estimula y refuerza el sistema inmunológico para prevenir las infecciones. Además, las personas tranquilas suelen ser más eficientes en el trabajo y, en caso necesario, acostumbran a superar mejor las adicciones a sustancias químicas (véanse págs. 34-43).

En las siguientes páginas encontrará algunas sugerencias para la relajación, la meditación y la visualización. Estas técnicas no se aprenden de inmediato, pero con un poco de práctica será capaz de realizar los ejercicios en lugares diversos, por ejemplo en el metro o a la hora del almuerzo, además de las sesiones regulares en casa. Al principio, seguramente notará que su mente divaga. Es algo normal, no se inquiete ni se sienta frustrado. Tenga paciencia, con la práctica regular ¡pronto lo conseguirá!

## ¿CON QUÉ **FRECUENCIA** DEBO PRACTICAR?

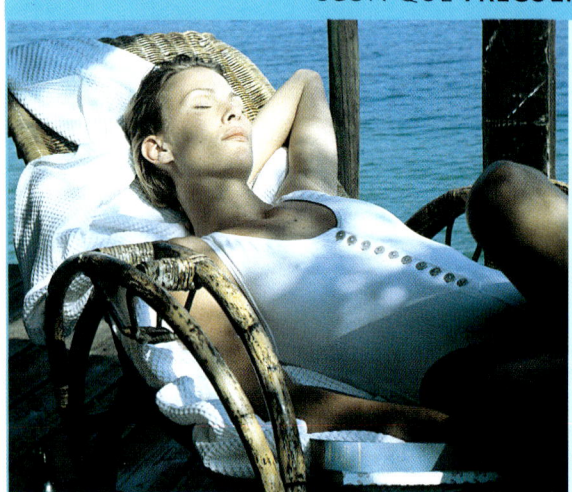

Intente practicar la relajación de 10 a 20 minutos una vez al día, o bien dos si tiene un elevado nivel de estrés. Los ejercicios de depuración mental son especialmente beneficiosos tras los ejercicios de yoga (véanse págs. 92-93). Al principio, dedicará la mayor parte del tiempo a intentar relajarse, pero con la práctica regular le resultará mucho más fácil y destinará más tiempo simplemente a estar tranquilo e inmóvil.

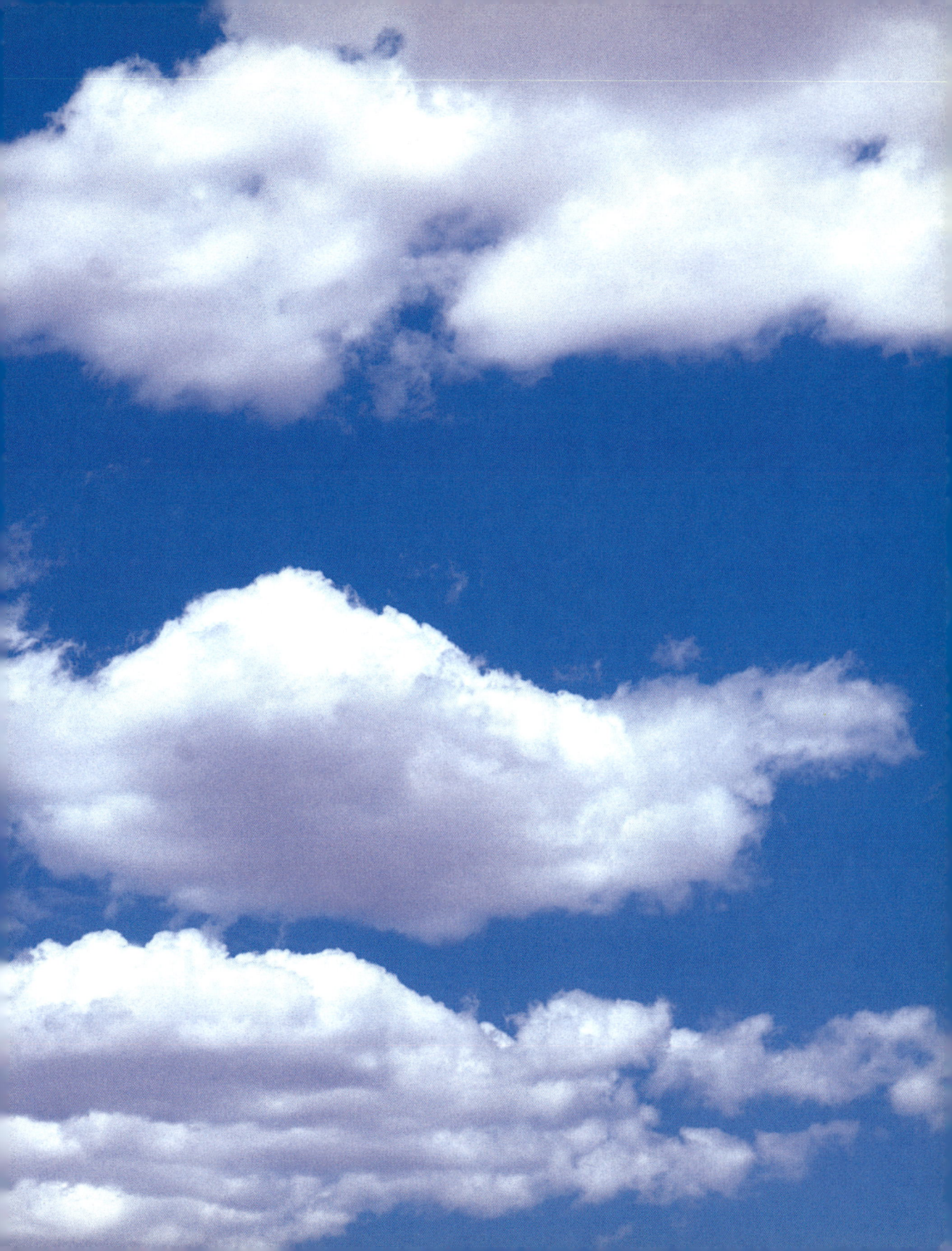

# Relajación

En la actualidad, los cambios en el pensamiento médico han llevado al reconocimiento de la estrecha relación que existe entre los aspectos psicológicos y físicos de los sistemas nervioso e inmunológico. La relajación permite aliviar la tensión tanto física como mental.

Como resultado, ahorramos energía y notamos menos cansancio en los músculos, lo que mejora el proceso depurativo al aumentar eficazmente el funcionamiento del hígado y del aparato digestivo.

### ¿CÓMO PODEMOS CONSEGUIR RELAJARNOS?

Existen muchos métodos para relajarse. Algunos llevan siglos practicándose, pero continuamente aparecen técnicas nuevas. Entre ellas, las autógenas y las de *biofeedback* requieren la ayuda de un instructor, mientras que otras requieren equipos especiales (véase recuadro). De todos modos, para el método simple de relajación descrito a continuación, que puede realizar en casa, sólo necesitará paciencia, una habitación tranquila y cálida y una ropa cómoda y holgada.

### RELAJACIÓN SIMPLE PARA HACER EN CASA

- Tiéndase boca arriba sobre una superficie firme y cómoda, con las piernas rectas y ligeramente separadas y los brazos reposando a unos centímetros del cuerpo, con las palmas de las manos hacia arriba. Esta técnica consiste en tensar distintos grupos de músculos durante cinco segundos y relajarlos a continuación durante otros cinco segundos, para luego realizar el mismo proceso con el siguiente grupo de músculos.

- Empuje el pie derecho hacia delante tanto como pueda, curvando los dedos. Mantenga la tensión y luego reléjela. A continuación, estire el pie hacia arriba tanto como pueda. Aguante y relaje. Repítalo con el pie izquierdo.

- Levante la rodilla derecha tanto como pueda. Mantenga y relaje. Empuje la pierna hacia abajo tanto como pueda. Aguante y relaje. Repítalo con la pierna izquierda.

- Inspire profundamente por la boca, aguante la respiración por unos momentos y espire por la nariz. Concéntrese en la sensación de pesantez de las piernas durante unos minutos.

---

### TERAPIA DE **FLOTACIÓN**

Sentirse ingrávido en un lugar tranquilo es una forma ideal de relajarse, si tiene usted la posibilidad de usar un tanque de flotación con el agua un poco salada, similar a la del Mar Muerto. El peso del cuerpo es sostenido por el agua, lo que le permite permanecer en una posición totalmente relajada. El aire que rodea el tanque está condicionado, lo que evita que el ambiente sea caluroso y húmedo. Puede elegir entre estar a oscuras o con una luz tenue, y algunos tanques permiten incluso escuchar una música suave.

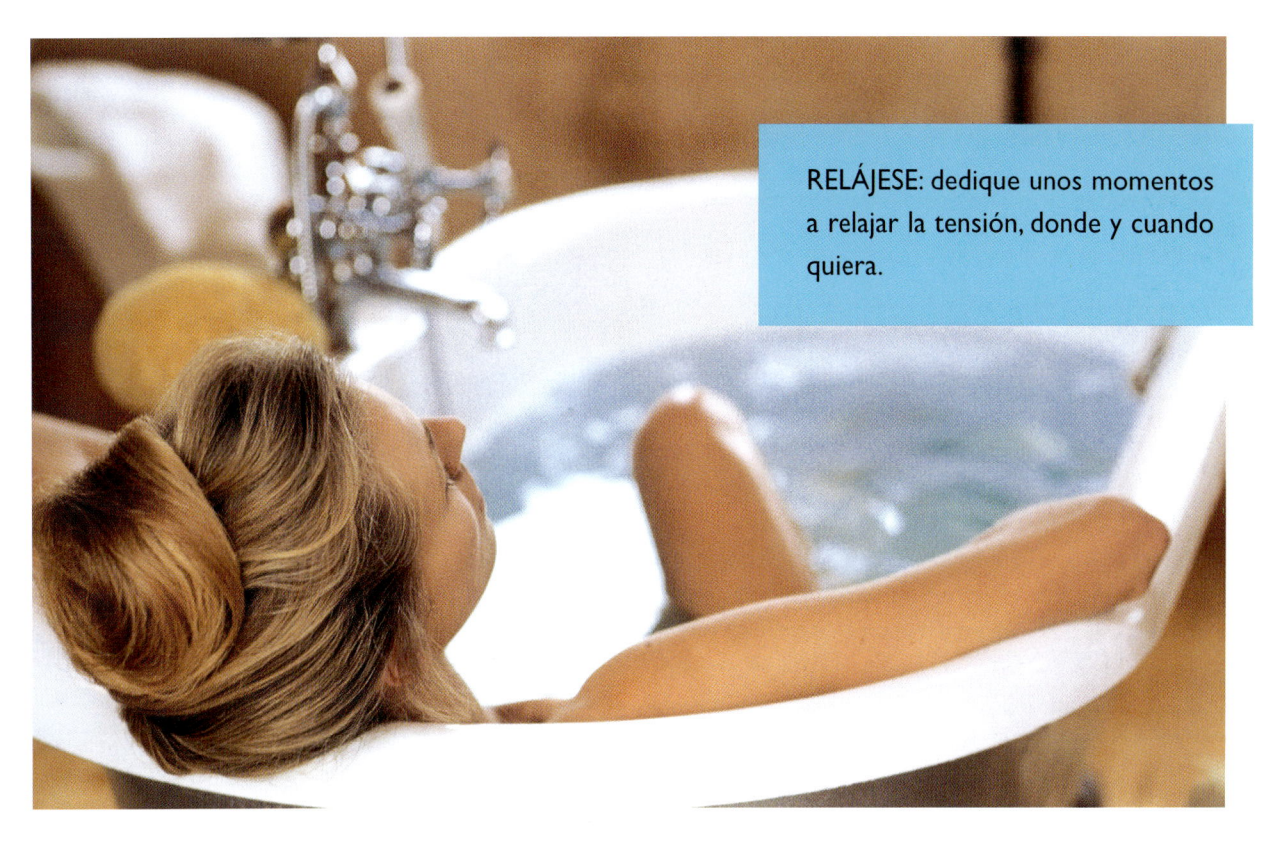

**RELÁJESE:** dedique unos momentos a relajar la tensión, donde y cuando quiera.

- Cierre la mano derecha formando un puño. Aguante y relaje. Extienda los dedos tanto como pueda. Mantenga y relaje. Repítalo con la izquierda.

- Póngase la mano derecha sobre el hombro derecho y tense los músculos del brazo. Aguante y relaje. Presione el brazo derecho hacia abajo, contra la superficie sobre la que está tendido. Aguante y relaje. Repítalo con el brazo izquierdo.

- Suba el hombro derecho hasta la oreja. Aguante y relaje. Presione el hombro contra la superficie sobre la que esté tendido. Aguante y relaje. Repítalo con el hombro izquierdo. Inspire profundamente por la boca, aguante la respiración durante unos segundos y espire suavemente por la nariz. Concéntrese en los brazos, notando cuánto le pesan.

- Tense los glúteos. Aguante y relaje. Tense los abdominales. Aguante y relaje.

- Realice la misma operación con los músculos del rostro. Si usa lentes de contacto, no cierre los ojos con demasiada fuerza.

- Quédese inmóvil y con todos los músculos relajados. Puede que algunos se le vuelvan a poner tensos, especialmente los de la mandíbula y el cuello, de modo inconsciente. No se preocupe. Vuélvase a relajar dejando suelta la mandíbula de forma que los dientes no se toquen entre sí, como si sonriera ligeramente.

# Meditación y **visualización**

Las técnicas de meditación han sido fomentadas por la mayoría de las grandes religiones, y algunas personas las consideran beneficiosas. De todos modos, otras creen que la visualización ofrece un enfoque más personal para la renovación mental.

Durante la meditación, el cuerpo permanece inmóvil y la mente está concentrada. En este estado, en el que la mente está despierta pero en calma, se modifican las ondas eléctricas del cerebro y desaparece cualquier desequilibrio entre ambos hemisferios cerebrales. Como resultado, se reducen los síntomas del estrés, como los trastornos del sueño y los digestivos, el corazón late más lentamente, disminuye la presión sanguínea y se potencia la depuración. La meditación es útil para superar las adicciones químicas, como el consumo de alcohol y tabaco. Por lo general, antes de meditar es necesario aprender a relajarse, y algunas personas inician la sesión de meditación con una relajación formal (véanse págs. 100-101). Una forma de meditar consiste en concentrarse en algo. Puede ser una vela, un objeto con alguna significación espiritual, como un mandala, o bien un color. Existe la opción de observar durante unos momentos un objeto real para luego visualizarlo con los ojos cerrados. Otra opción es usar la imaginación desde el principio.

Algunas personas eligen una frase, una idea o un sonido que tenga algún significado. En el caso del sonido, que se conoce como *mantra* en la tradición oriental, éste resuena en la mente y aleja cualquier otro pensamiento no deseado mediante la repetición rítmica de frases cortas.

Los rosarios, las sartas de cuentas y otros recursos milenarios permiten concentrarse a través del tacto al tenerlos en las manos.

### CÓMO **MEDITAR**

- Elija una posición que le resulte cómoda.
- Dedique unos momentos a relajarse.
- Concéntrese en el objeto que haya elegido y cierre los ojos.
- Si su atención divaga, recupérela de forma tranquila. Casi todo el mundo tiene este problema al principio, y puede reaparecer más adelante. Lo más importante es no perder la calma. Recupere la concentración con la mayor tranquilidad posible. Practique esta técnica a diario, dos veces si es posible, en sesiones de 10 a 20 minutos o más.

### VISUALIZACIÓN

Cuando lleve un tiempo practicando la relajación y la meditación, introduzca la visualización. Esta técnica puede ayudarle a conseguir cambios en su vida. Consiste en «ver» cómo su cuerpo arregla todo lo que tiene estropeado en su interior. La visualización ha sido incluso empleada por los médicos como una forma de terapia complementaria a los tratamientos convencionales en pacientes con diversas enfermedades, incluidas algunas afecciones potencialmente mortales, como el cáncer y el SIDA.

**CONCÉNTRESE:** la relajación, la meditación y la visualización favorecen su programa de depuración.

Cuando esté relajado, imagínese en un lugar seguro y agradable. Si utiliza siempre la misma imagen, comprobará que puede escapar de las situaciones tensas durante unos minutos visitando su «refugio», su lugar seguro, donde puede visualizar los problemas y su resolución.

La visualización externa le permite «verse» afrontando de forma competente los problemas que le preocupan. Esta técnica puede ayudarle a superar los acontecimientos pasados que le hayan dejado un recuerdo triste e imborrable. Asimismo, puede ayudarle a cambiar su vida adoptando una postura más positiva que le permita conseguir lo que desea gracias a un mejor conocimiento de sus posibilidades.

Utilice la visualización externa para imaginar una curación. Puede superar el estrés físico visualizando que su corazón late más lentamente, que su respiración es más tranquila y que sus músculos están relajados. Imagine que su cerebro está en calma, en lugar de provocarle ansiedad o temor. Si ha estado enfermo, visualice que su cuerpo se cura.

### ADVERTENCIA

Algunas visualizaciones pueden desencadenar síntomas físicos: visualizar un campo de heno o de flores puede provocar fiebre del heno o incluso asma. Si padece cualquier tipo de afección respiratoria, es conveniente que consulte a su médico antes de emplear esta técnica.

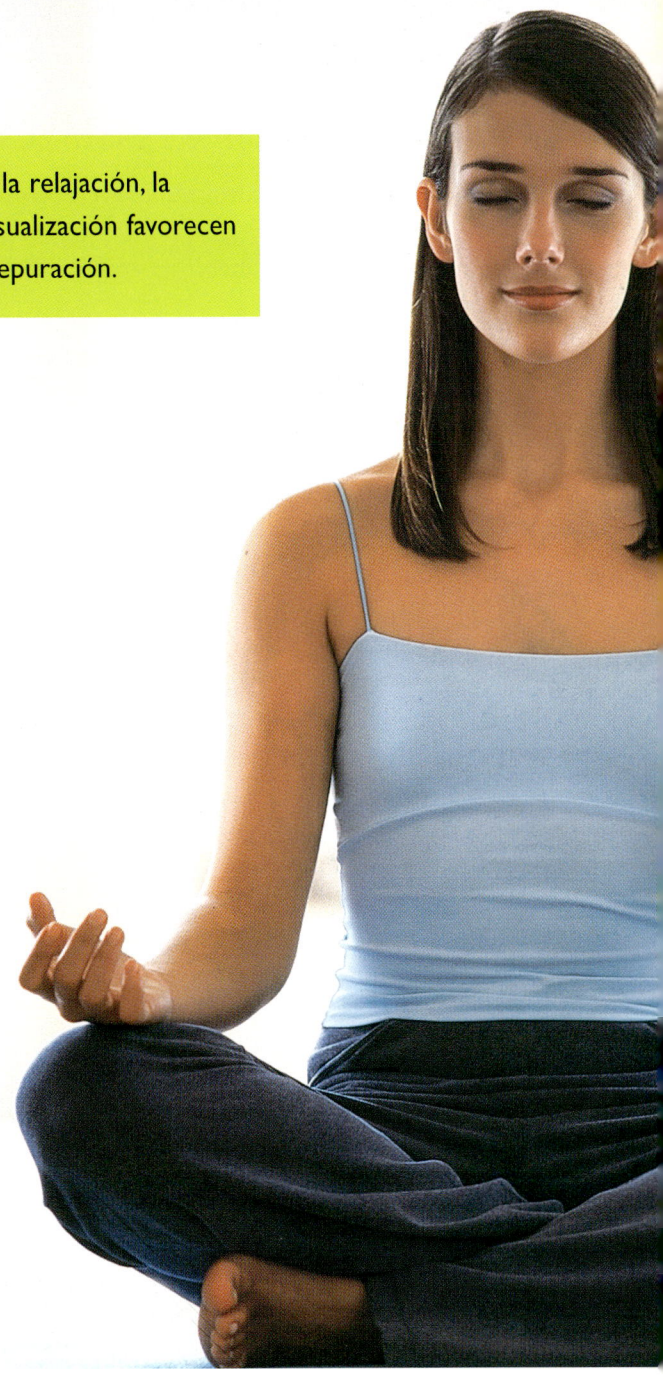

# Purifique su entorno

Quizá crea que en su casa está a salvo de sustancias químicas nocivas, y que en su entorno de trabajo se cumple la normativa vigente. Sin embargo, es probable que esté equivocado en ambos casos.

Estudios recientes indican que es posible que en una vivienda o una oficina de características normales estemos expuestos a centenares de contaminantes. Entre ellos se encuentran las pinturas, los productos de limpieza, los tintes, los pegamentos, los pulverizadores, los pesticidas y los disolventes que se emplean a diario.

La Agencia de Protección Medioambiental estadounidense afirma que los contaminantes del aire que se encuentran en el interior de los edificios pueden llegar a provocar cáncer. Esta misma agencia explica que «la contaminación del aire en las viviendas y las oficinas [...] es [...] uno de los riesgos medioambientales más importantes para la salud».

Muchos de estos contaminantes pueden penetrar en el organismo al ser inhalados, absorbidos a través de la piel o ingeridos con los alimentos contaminados. Los regímenes depurativos de este libro pueden favorecerse mediante una purificación del entorno, y sus efectos beneficiosos pueden prolongarse adoptando un estilo de vida bajo en toxinas.

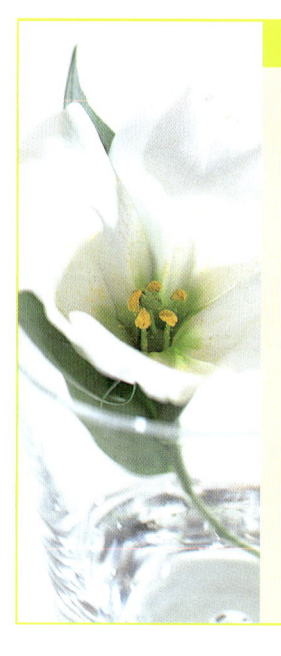

## PLANTAS BENEFICIOSAS

En los años ochenta del siglo XX, científicos de la NASA descubrieron que ciertas plantas son capaces de eliminar algunas sustancias tóxicas que se encuentran con frecuencia en los hogares modernos, como el formaldehído, el benceno, el tricloroetileno y el amoníaco. A continuación indicamos algunas de estas plantas:

- Areca *(Dypis lutescens)*
- Palmita china *(Rhapis excelsa)*
- Palmera bambú *(Chamaedorea seifrizii)*
- Gomero *(Ficus elastica «Robusta»)*
- Cinta *(Chlorophytum elatum vittatum)*
- Hiedra inglesa *(Hedera helix)*
- Datilera enana *(Phoenix roebelenii)*
- *Pothos (Epipremnum aureum)*

Otra planta beneficiosa es el cactus *(Cereus peruvianus)* que, colocado cerca de un televisor o de un monitor de ordenador, absorbe en parte sus emisiones electromagnéticas.

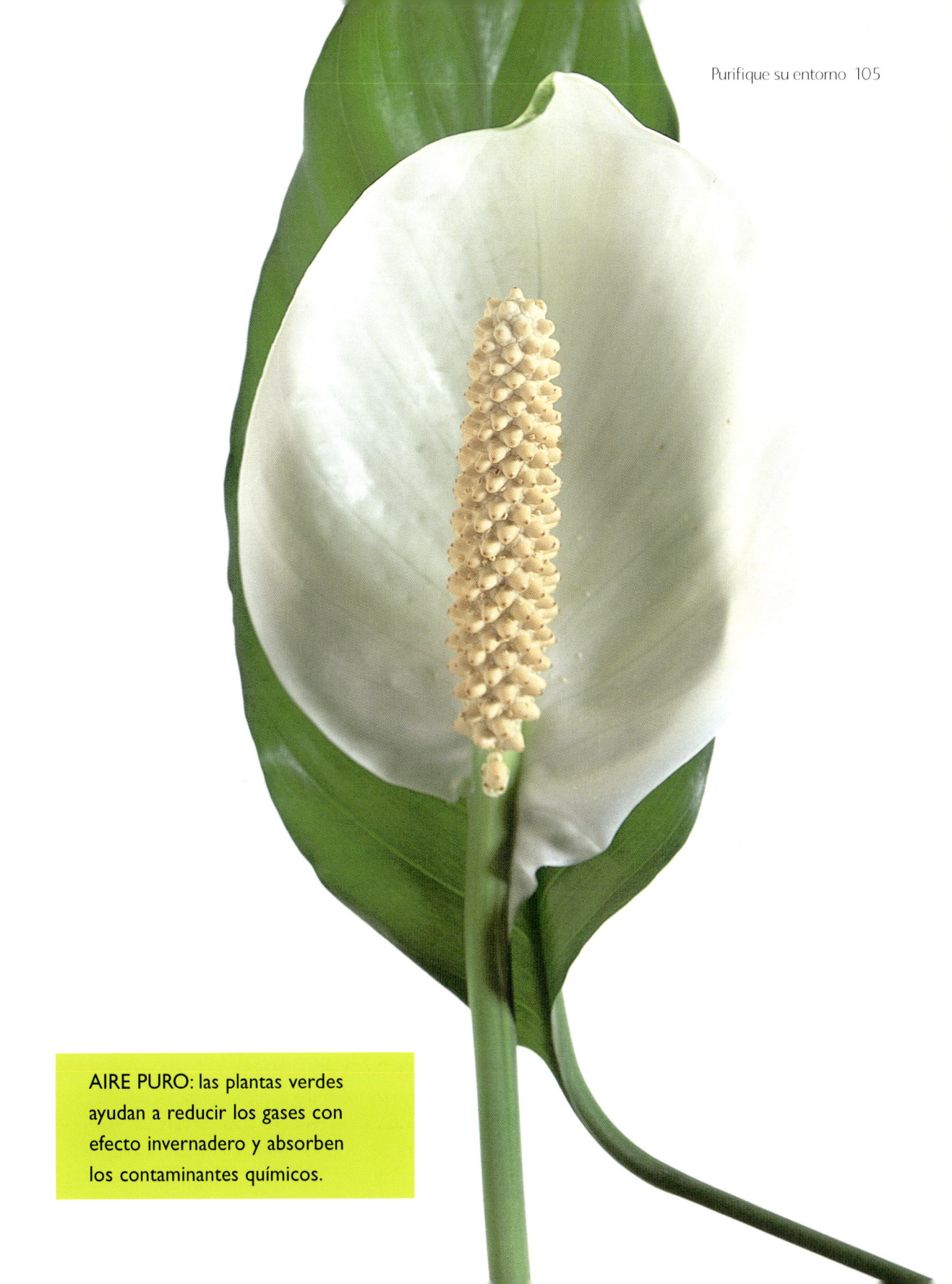

Purifique su entorno 105

AIRE PURO: las plantas verdes ayudan a reducir los gases con efecto invernadero y absorben los contaminantes químicos.

# Purifique su hogar

El Centro de Investigación de la Construcción de Gran Bretaña recomienda que, para minimizar los efectos de los contaminantes aéreos, se renueve totalmente el aire de los hogares cada dos horas.

La forma más sencilla y eficaz de reducir los contaminantes del aire del interior de los edificios es mantener la casa bien ventilada, ya que se ha demostrado que la contaminación interior es peor que la del exterior. Abra todas las ventanas durante 15 minutos dos veces al día, y conecte los extractores cuando esté en la cocina o en el baño. El aire del exterior suele ser más seco que el del interior, especialmente si la casa está bien aislada. El sudor, el agua que usamos en el baño o la ducha, la lavadora y la cocción de los alimentos contribuyen a aumentar la humedad de la casa, que puede favorecer la proliferación de mohos y es un ambiente ideal para los ácaros del polvo.

### SUSTANCIAS QUÍMICAS DE INTERIOR

Los edificios y los muebles nuevos son los que suelen emitir más sustancias químicas nocivas, pero los tratamientos químicos antimoho y anticarcoma que se aplican en la rehabilitación de inmuebles antiguos pueden también suponer un problema. En la medida de lo posible, opte por muebles y materiales de construcción no tóxicos, ya que la pintura, las alfombras, las tapicerías y las cortinas pueden emitir disolventes tóxicos, al igual que la madera prensada y la fibra vulcanizada que se utilizan en la fabricación de la mayoría de los muebles y los armarios empotrados modernos. Opte por un mobiliario de madera maciza o bien de un material compuesto sellado con un producto de baja toxicidad. Evite las alfombras tratadas con sustancias químicas fungicidas y resistentes a las manchas. Antes de guardar en el armario las prendas nuevas o lavadas en seco, tiéndalas al aire libre. Evite los suavizantes, los ambientadores y las pastillas para el inodoro, que pueden aumentar la contaminación química. Pinte su casa en verano, cuando el calor acelera la evaporación de los disolventes y es más fácil mantener la casa bien ventilada. En la medida de lo posible, utilice pinturas con base acuosa.

### COCINA Y CALEFACCIÓN

Al cocinar se produce vapor de agua y se emiten sustancias químicas de los alimentos que pueden provocar asma en personas sensibles. Para minimizar estos problemas, utilice una campana y un extractor, sobre todo si cocina con gas. Las encimeras y las calderas de gas deben ser instaladas y revisadas regularmente por un profesional. Las estufas de combustible sólido también contribuyen a la contaminación del aire, pero su efecto puede minimizarse manteniendo las chimeneas y los humeros limpios. Asimismo, la leña para las chimeneas y estufas es otra fuente de mohos.

### ESENCIAS Y PERFUMES

La «contaminación odorífera química», como se ha denominado, es un problema cada vez más importante para las personas sensibles a los agentes químicos y supone una presión adicional para nuestro sistema depurativo. Reducir al

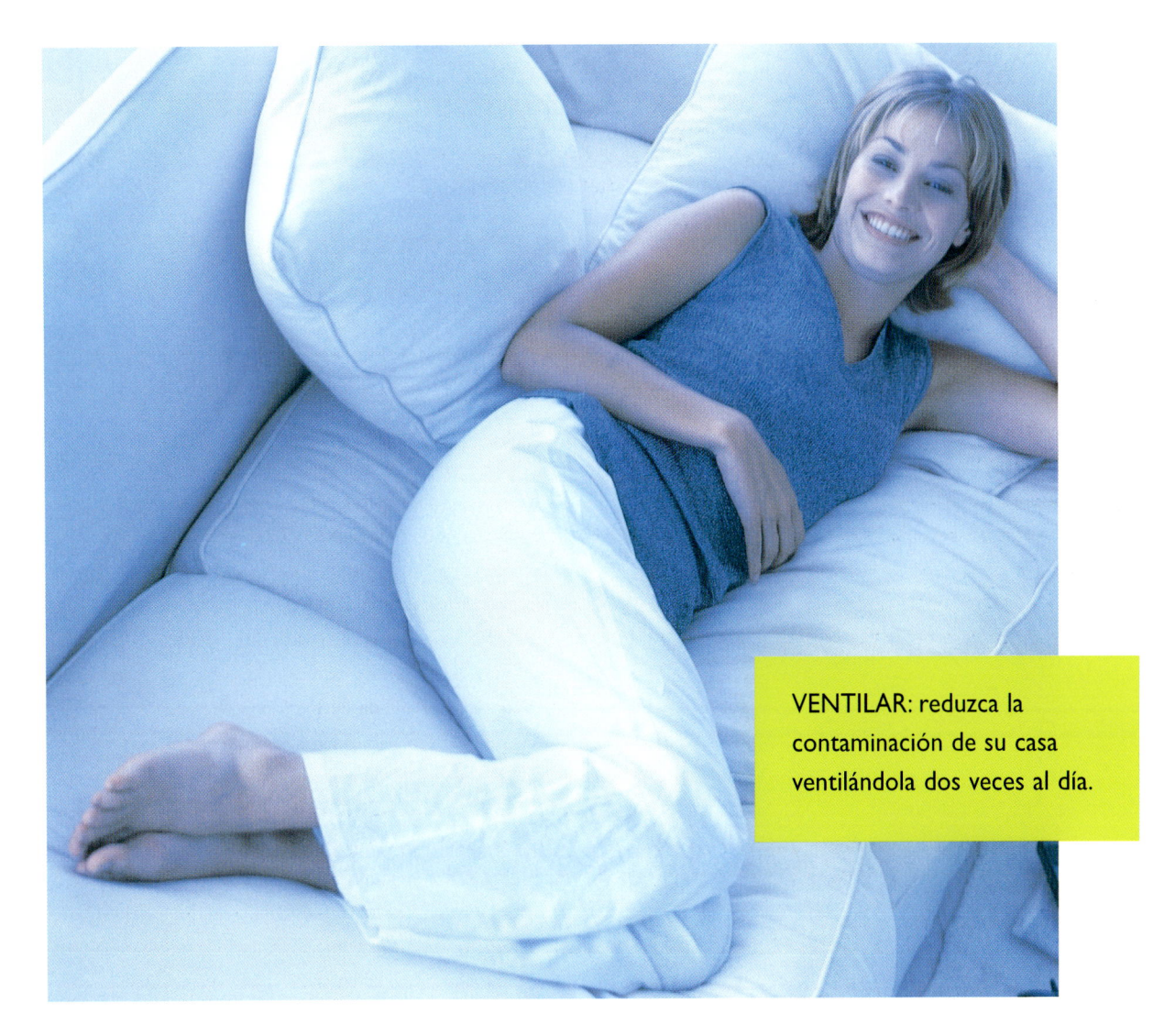

> **VENTILAR:** reduzca la contaminación de su casa ventilándola dos veces al día.

mínimo el uso de perfumes, pulverizadores y aerosoles facilita la labor de depuración de nuestro organismo.

## REGENERE EL JARDÍN

Reduzca el uso de pesticidas en el jardín, ya que se suman a la «carga total» (véase pág. 18) de contaminantes, y muchos de ellos contienen sustancias químicas que ponen en peligro la salud. Cámbiese los zapatos al entrar en casa, ya que absorben pesticidas y otras sustancias químicas del jardín y de la calle.

## EL HUMO DEL TABACO

Cada vez es más frecuente que se prohíba fumar o se destinen áreas de fumadores y de no fumadores en los espacios públicos. Actualmente, en muchas empresas se prohíbe fumar, mientras que otras cuentan con una habitación especial reservada para los fumadores; ésta debe tener un extractor que siga funcionando cuando no haya nadie fumando en su interior. Por supuesto, si hay niños en su casa, es mejor no fumar.

# Limpiar sin toxinas

No obtendrá el máximo beneficio de un programa de depuración a menos que reduzca la contaminación química que se introduce en el hogar disfrazada de productos de limpieza.

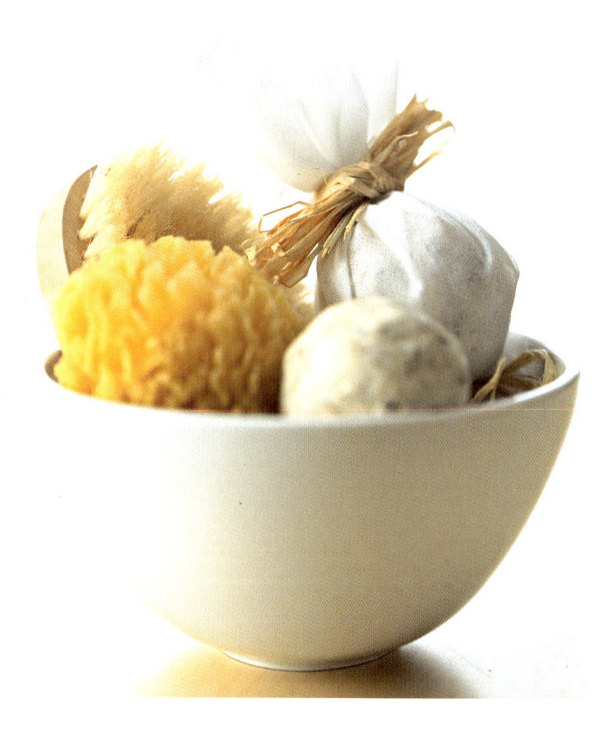

Los abrillantadores y detergentes modernos y la infinidad de productos de limpieza que se venden actualmente suelen contener compuestos biológicos volátiles que pueden ser tóxicos y a menudo irritan la mucosa de la nariz y la garganta. Afortunadamente, en el mercado han aparecido nuevos productos «verdes» que son menos tóxicos. Además, existen otras alternativas más antiguas, y normalmente más económicas:

- El agua con bicarbonato sódico o bórax es ligeramente desinfectante y puede usarse en muchas tareas de limpieza, por ejemplo, para limpiar la nevera o el congelador. Puede limpiar el inodoro con una mezcla de agua muy caliente y bórax. Si desea un mayor efecto desinfectante, puede usar aceite esencial de árbol del té.
- Un frasco de cristal lleno de bicarbonato sódico y con una tapa agujereada sirve para eliminar los malos olores en la nevera, en un armario o en una habitación. Para eliminar el mal olor de las alfombras, écheles bicarbonato sódico encima y al cabo de unas dos horas límpielas con la aspiradora o un cepillo.
- El bicarbonato sódico o el bórax sirven para eliminar el mal olor de las papeleras y de los cubos de basura. También puede aplicarlos sobre un cepillo mojado para limpiar el moho de las baldosas y las juntas.
- Para limpiar los desagües, ponga en la rejilla una cucharadita de carbonato sódico y vierta encima agua muy caliente o hirviendo.
- Para limpiar ventanas, espejos y baldosas, rocíelos con una mezcla a partes iguales de agua y vinagre blanco destilado y sáqueles brillo con un paño seco. Esta misma mezcla puede usarse para eliminar la suciedad incrustada

en los cazos. Llene el recipiente con la mezcla, póngalo a hervir, déjelo una noche en reposo, enjuague bien el recipiente y a continuación llénelo con agua y póngalo a hervir de nuevo. Vuelva a vaciar el recipiente antes de emplearlo para calentar agua que vaya a consumir.

- Para eliminar las manchas de los platos o las tablas de cortar, frótelos con sal, añadiendo un poco de zumo de limón si lo desea. Los abrillantadores de cera de abeja pura suelen contener disolventes de baja toxicidad que se evaporan rápidamente tras usar el producto.
- Para evitar el uso de limpiadores químicos potentes en el horno, procure limpiarlo regularmente mientras aún está caliente, utilizando una mezcla de agua caliente y bicarbonato sódico (una cucharadita por cada 300 ml de agua).

## CONTAMINACIÓN ELECTROMAGNÉTICA

Es difícil concebir la vida sin electricidad, por lo menos en el mundo occidental. Todos los aparatos eléctricos emiten energía electromagnética, si bien en el caso de los aparatos domésticos ésta es de baja intensidad. De todos modos, algunos investigadores creen que esta energía puede afectar la salud, provocando trastornos como insomnio, alteraciones en el funcionamiento del cerebro, aumento de la presión sanguínea y otras dolencias comunes, como dolores de cabeza, náuseas o simplemente un malestar general. Lo cierto es que algunas personas, especialmente las que tienen una sensibilidad a los agentes químicos más acusada de lo normal, parecen ser especialmente sensibles a la energía electromagnética.

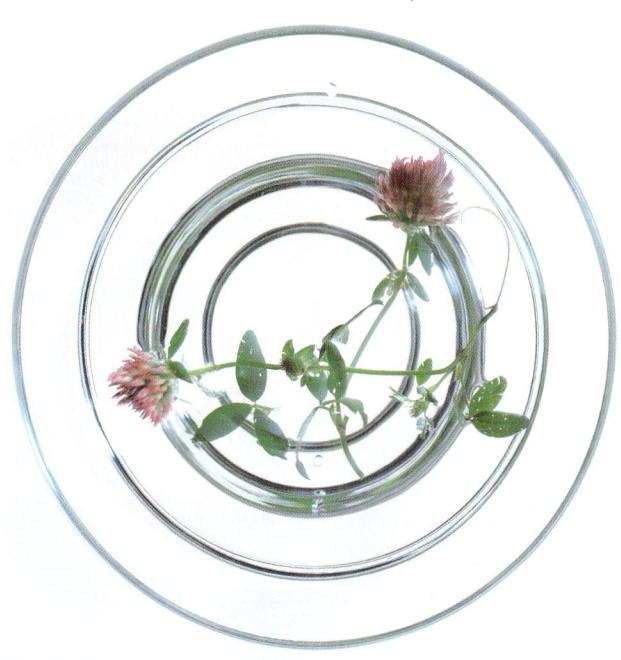

Calentar la cama con una manta eléctrica antes de acostarse no supone ningún riesgo. Sin embargo, parece ser que las mujeres que duermen con una manta eléctrica conectada tienen más probabilidades de padecer abortos o de tener bebés más pequeños que las que duermen sin ella. Asimismo, es aconsejable no hacer un uso excesivo de los teléfonos móviles hasta que existan más estudios sobre su seguridad.

### ENERGÍA **ELECTROMAGNÉTICA**

Evitar la exposición innecesaria a la energía electromagnética es una decisión sensata. Una opción consiste en desconectar los aparatos eléctricos cuando no se utilicen. Evite dormir en una habitación con un televisor o un ordenador en funcionamiento o en modo de espera.

Además de los cactus (véase pág. 104), se cree que los cristales de cuarzo absorben esta energía. Algunas personas tienen cactus y cristales de cuarzo cerca de la pantalla del ordenador o del televisor, y «reequilibran» el cuarzo lavándolo a diario y secándolo, a ser posible, al sol.

# TERCERA PARTE

# ¡Manténgase depurado!
# Opte por un estilo de vida bajo en toxinas

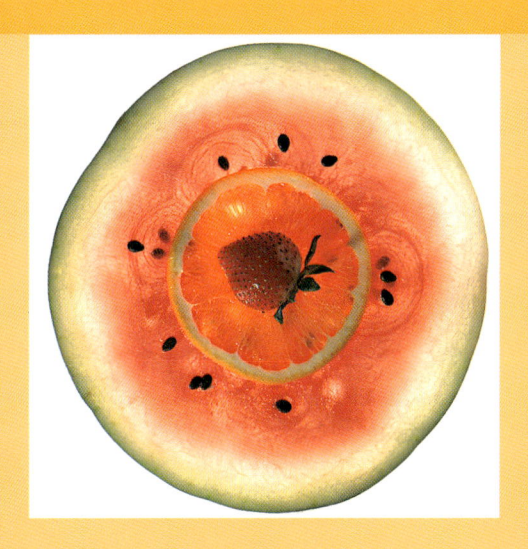

Lleve más lejos su depuración con un programa de mantenimiento de un bajo nivel de toxinas.

# Bajo nivel de toxinas

Una vez haya completado su programa de depuración, seguramente se sentirá más lleno de energía, y, al mismo tiempo, más relajado y con menos síntomas. Desgraciadamente, estos efectos beneficiosos pueden desaparecer si no «actualiza» su depuración de vez en cuando.

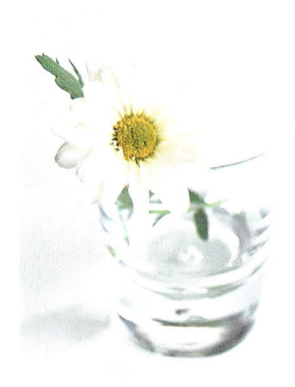

Si todavía no lo ha hecho, responda una vez más al cuestionario (véanse págs. 22-23) y compare la puntuación con la que obtuvo antes de iniciar la depuración. Ahora debe programarse una forma de mantener esta mejoría con el mínimo esfuerzo. Purificar su entorno es la base de un estilo de vida bajo en toxinas. Vaya introduciendo progresivamente en su casa algunas de las sugerencias de las páginas 104-109, cuando cambie los muebles y las tapicerías o pinte las paredes. El saneamiento del lugar de trabajo y del entorno general, por ejemplo, presionando a las autoridades para que se reduzca la contaminación de la industria y del tráfico, puede llevar su tiempo, y seguramente requerirá mucha paciencia.

Su programa de mantenimiento de un bajo nivel de toxinas a largo plazo debe incluir todos los aspectos de su primera depuración. Ello significa que debe incorporar estos apartados:

**Depuraciones de mantenimiento:** ¿con qué frecuencia? ¿Qué programa?

**Ejercicio:** programas continuados para mantenerse ágil y en forma.

**Purificar la mente:** para aprovechar al máximo el trabajo y el tiempo de ocio.

**Comer bien:** prográmese una dieta lo más nutritiva posible, que incluya abundantes frutas y hortalizas frescas, a ser posible de cultivo biológico, si bien lo más importante es consumirlas en abundancia.

### DEPURACIONES DE MANTENIMIENTO

Una vez se haya decidido a seguir un programa de depuración, comprobará que es relativamente fácil seguir regularmente tratamientos de mantenimiento más breves, por ejemplo semanal o quincenalmente, o bien un fin de semana al mes. Si ya ha seguido la Limpieza en 30 días o la Depuración en 9 días, difícilmente experimentará efectos secundarios o síntomas de abstinencia (véanse págs. 82-85) durante una breve depuración de mantenimiento. Si su primera depuración fue más breve, puede que experimente algún síntoma de abstinencia, si bien éstos son más leves cada vez que se realiza una y desaparecen por completo con el tiempo.

Como programa de un solo día puede optar por una monodieta (véanse págs. 70-72) o un miniayuno (véanse págs. 70-73). Si desea hacerlo en un fin de semana, pruebe con el Programa de fin de semana, o bien el Plan intensivo opcional de la página 48, que contiene un ayuno de un día y una dieta ligera al día siguiente. Si empezó con uno de los programas más breves, siempre puede llevar más lejos su experiencia y realizar la Limpieza en 30 días o la Depuración en 9 días. Probablemente el programa de mantenimiento más adecuado sea un plan anual, como la depuración estacional (véase recuadro).

## DEPURACIÓN **ESTACIONAL**

- **Primavera:** es el momento ideal para superar la tristeza del invierno con una Limpieza en 30 días. Si se queda en casa durante las vacaciones, quizá prefiera el programa de Depuración en 9 días, más breve y estricto. Cualquiera de estos programas le ayudará a perder los kilos de más que haya acumulado durante los meses invernales y le preparará para aprovechar al máximo el verano que se acerca.

- **Verano:** en verano llegan las nuevas hortalizas de temporada: tómelas en forma de zumo siguiendo un Programa de fin de semana para vigorizarse. Otra opción es disfrutar de la fruta del tiempo siguiendo las sugerencias para los dos primeros días de la Depuración en 9 días.

- **Otoño:** en otoño empieza a refrescar. Siga una monodieta basada en platos y bebidas calientes, a los que puede añadir especias reconfortantes como el jengibre o la canela. Relájese leyendo o escuchando música.

- **Invierno:** no es un buen momento para ayunar, ya que necesita nutrirse bien para que su sistema inmunológico sea capaz de combatir la gripe y los resfriados. Puede realizar la depuración de mantenimiento durante un fin de semana o una semana entera, siguiendo el programa de la segunda semana de la Limpieza en 30 días (véanse págs. 52-53). Así, podrá tomar tantos alimentos sanos como desee, y relajarse con un baño caliente aromatizado con su aceite esencial favorito.

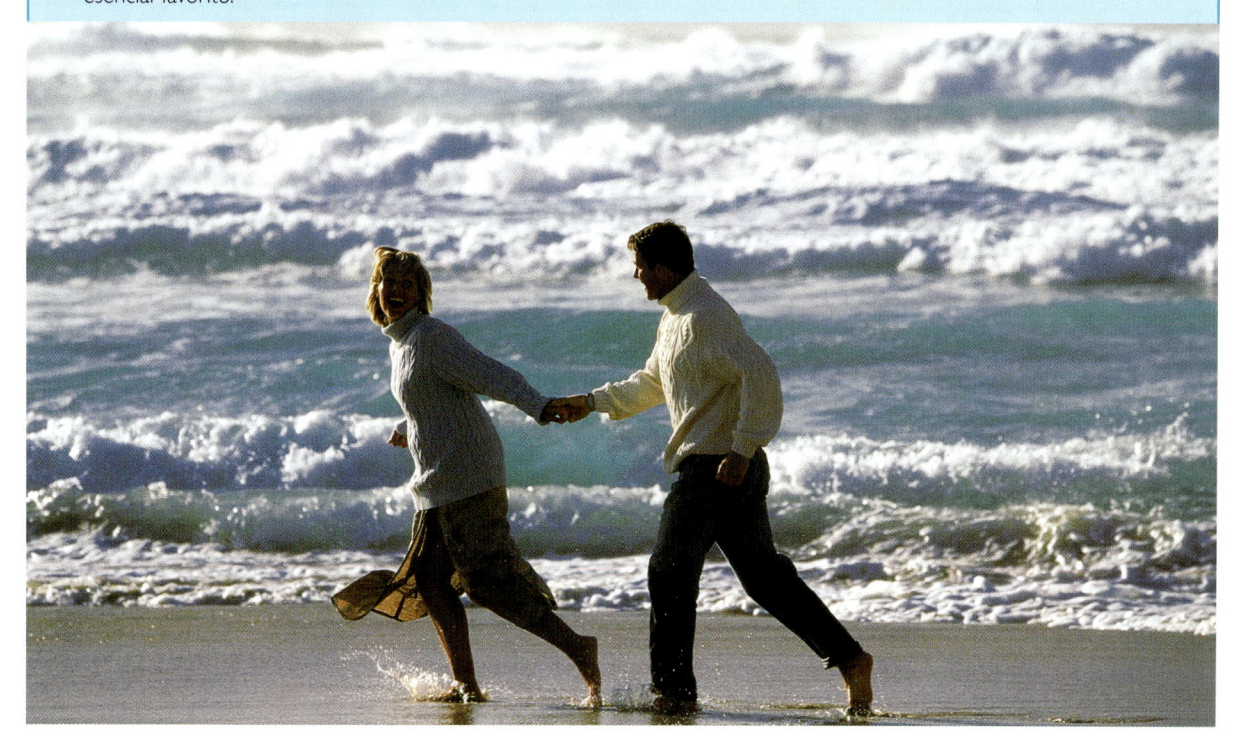

# Manténgase **en forma**

El ejercicio aeróbico (véase pág. 91) aporta muchos beneficios para la salud, y el yoga (véanse págs. 92-93) nos mantiene relajados y flexibles. Si ya ha empezado a practicarlos durante su programa de depuración, ¿por qué no sigue con ellos?

Para evitar lesiones musculares, no olvide calentarse antes del ejercicio realizando estiramientos (véase pág. 90). Asimismo, para que no se le agarroten los músculos, reduzca la intensidad progresivamente antes de finalizar el ejercicio. Si tiene más de 30 años o tiene algún problema de salud, incluido el sobrepeso, consulte a su médico antes de iniciar su programa de ejercicio. Éstos son algunos posibles ejercicios:

**Caminar y pasear en bicicleta:** aumente la duración del ejercicio progresivamente hasta llegar a unas 5 sesiones semanales de 30-45 minutos. Si se encuentra en una zona con contaminación, póngase una mascarilla.

**Ir al gimnasio:** si es usted principiante, consulte a un monitor para poder aumentar progresivamente la intensidad del ejercicio sin sufrir lesiones.

**Nadar:** incremente progresivamente la duración hasta llegar a nadar ininterrumpidamente durante 20-40 minutos.

**Otras opciones:** busque un profesor particular o apúntese a clases para realizar el tipo de ejercicio que más le guste, por ejemplo el aeróbic, el tai chi, el método Pilates o el yoga. Si prefiere los deportes de competición, apúntese a algún equipo de su localidad de su deporte favorito, o iníciese en el golf.

### OTRAS AYUDAS PARA MANTENERSE EN FORMA

Como parte de su estilo de vida bajo en toxinas, puede resultarle beneficioso seguir dedicando tiempo a realizar sesiones de hidroterapia y a cepillarse la piel (véase pág. 94). Si los tratamientos de hidroterapia de este libro le resultan útiles, puede experimentar con otras formas de hidroterapia. Asimismo, puede acudir a la consulta de un naturópata, buscar más información en libros especializados o acudir a algún centro naturista.

### MANTÉNGASE RELAJADO

Intente encontrar un momento para seguir meditando a diario. Practicada regularmente, la meditación puede ayudarle a mantenerse tranquilo y relajado, y también a mejorar su rendimiento en el trabajo. Otras opciones para mantener la depuración mental son el automasaje (véase pág. 67) o acudir regularmente a un masajista profesional especialista en aromaterapia.

### COMER BIEN

Hipócrates es considerado el padre de la medicina. Aunque no disponía de los equipos y los sistemas de diagnóstico actuales, estableció varios principios básicos que siguen vigentes hoy en día. Uno de ellos es la siguiente sugerencia, citada a menudo: «Que tu alimento sea tu medicina».

Una dieta sana es una parte esencial del programa de mantenimiento, ya que limita la cantidad de sustancias químicas nocivas a las que tiene que enfrentarse nuestro siste-

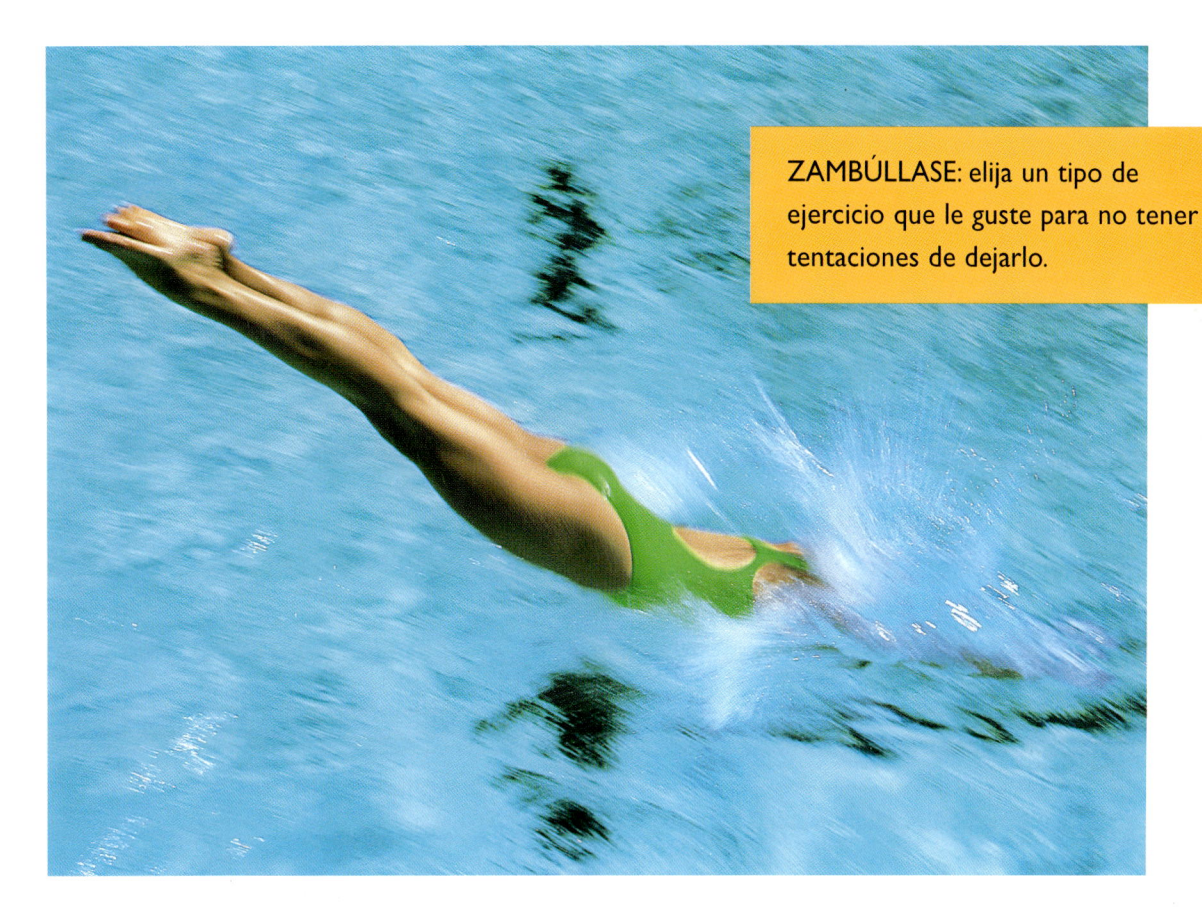

> **ZAMBÚLLASE:** elija un tipo de ejercicio que le guste para no tener tentaciones de dejarlo.

ma depurativo. Otro aspecto, probablemente incluso más importante, es que una dieta equilibrada aporta nutrientes que alimentan el sistema depurativo del organismo, aumentan al máximo su eficacia y reducen al mínimo la probabilidad de que se produzcan acumulaciones de toxinas. Encontrará más información sobre los nutrientes en las siguientes páginas, pero procure evitar la «comida basura» y base su dieta en estas prácticas diarias:

- Tome entre seis y ocho vasos de agua (véase pág. 20). Necesitará más cuando haga calor y cuando haga ejercicio o realice sesiones de hidroterapia.
- Tome entre dos y cuatro raciones de fruta y entre tres y cinco raciones de hortalizas. Cada ración equivale a 75-100 g. Incluya las que son ricas en carotenoides y vitamina C (véase pág. 44). Puede tomarlas en forma de zumo (véase pág. 69), si bien de este modo se elimina en gran parte su valiosa fibra (véase pág. 116).
- Consuma una cantidad moderada de proteínas (véanse págs. 118-119), algo de grasas (véanse págs. 120-121) y suficientes cereales integrales para saciar el apetito (véase pág. 119). Las galletas, el chocolate y los pasteles suelen contener grasas y azúcar.
- Procure limitar el consumo de alcohol y de cafeína a las cantidades sugeridas en las páginas 35 y 39. Es preferible evitar el azúcar refinado (véase pág. 36): si necesita edulcorar los alimentos, utilice azúcar moreno, melaza, zumo de manzana o frutos dulces como los dátiles, ya que contienen minerales (véanse págs. 122-123).

# Alimentos de alto valor nutritivo

Una dieta nutritiva consiste en un buen equilibrio de hidratos de carbono, proteínas y grasas, una cantidad suficiente de fibra y un aporte abundante de minerales y vitaminas. Desde el punto de vista de la depuración, la mejor dieta es la que contiene el mínimo de sustancias químicas nocivas.

## Fibra

La fibra procede de las paredes celulares y otras partes de los vegetales que no se digieren. Ayuda a prolongar la sensación de saciedad después de una comida, y favorece la depuración al combinarse con las toxinas excretadas en la bilis para que se puedan eliminar con las heces. La fibra ralentiza el proceso digestivo y ayuda a regular la liberación de glucosa en el flujo sanguíneo. Se cree que una carencia de fibra fomenta la aparición de muchas afecciones, como trastornos cardíacos, cálculos biliares, diabetes, artritis, ciertos tipos de cáncer, enfermedades del colon y obesidad.

La fibra soluble, presente en las manzanas, las zanahorias y la avena, ayuda a bajar el colesterol y a equilibrar el nivel de azúcar en sangre. La fibra insoluble, presente en el trigo integral, el maíz y el arroz integral, aumenta el volumen de las heces, reduciendo el riesgo de estreñimiento. Si usted es propenso a padecer estreñimiento, es mejor que no tome salvado de trigo, ya que impide la absorción de vitaminas y minerales esenciales. El *psyllium* o la linaza son alternativas eficaces.

### ¿CUÁNTA FIBRA ES NECESARIA?

Las autoridades del Reino Unido aconsejan ingerir diariamente 18 g de fibra. En Estados Unidos, la Food and Nutrition Board, un organismo dedicado a la nutrición y los alimentos, recomienda que se aumenten los 12 g diarios que actualmente toma la población adulta.

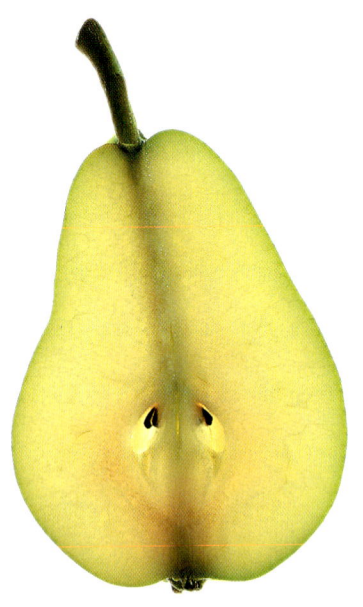

### CONTENIDO EN FIBRA DE LOS ALIMENTOS

| Alimento | Gramos de fibra por 100 g |
| --- | --- |
| Fruta | 2-4 |
| Bayas | 7-9 |
| Frutos secos | 8-14 |
| Judías cocidas | 5-7 |
| Hortalizas | 1-2 |
| Pan integral | 7,5 |

## Hidratos de carbono

Los hidratos de carbono dan energía en forma de azúcar. Se encuentran en los alimentos en forma de varios tipos de azúcares y féculas que se digieren a diferentes ritmos.

La glucosa (dextrosa) y la sacarosa (el azúcar blanco) se absorben rápidamente. Deben tomarse en pequeñas cantidades, ya que pueden dificultar al organismo la tarea de mantener un nivel constante de azúcar en sangre (véase pág. 36). Asimismo, parece que deprimen el sistema inmunológico. En cambio, el azúcar presente en casi toda la fruta, la fructosa, se absorbe lentamente, y a menudo de forma incompleta. Las féculas son simplemente largas cadenas de moléculas de azúcar, pero deben descomponerse en azúcar durante la digestión y también se absorben de forma lenta.

### ¿QUÉ CANTIDAD HAY QUE TOMAR?

Unos dos tercios de la dieta deben consistir en alimentos ricos en hidratos de carbono. Muchos de estos alimentos, como la fruta, las hortalizas y la leche, contienen además una elevada proporción de agua, por lo que los hidratos de carbono no están comprimidos. Sólo una quinta parte de los hidratos de carbono de la dieta deben proceder de alimentos en los que éstos estén comprimidos, como los cereales y la fruta seca, o bien de alimentos que liberen el azúcar rápidamente (véase tabla).

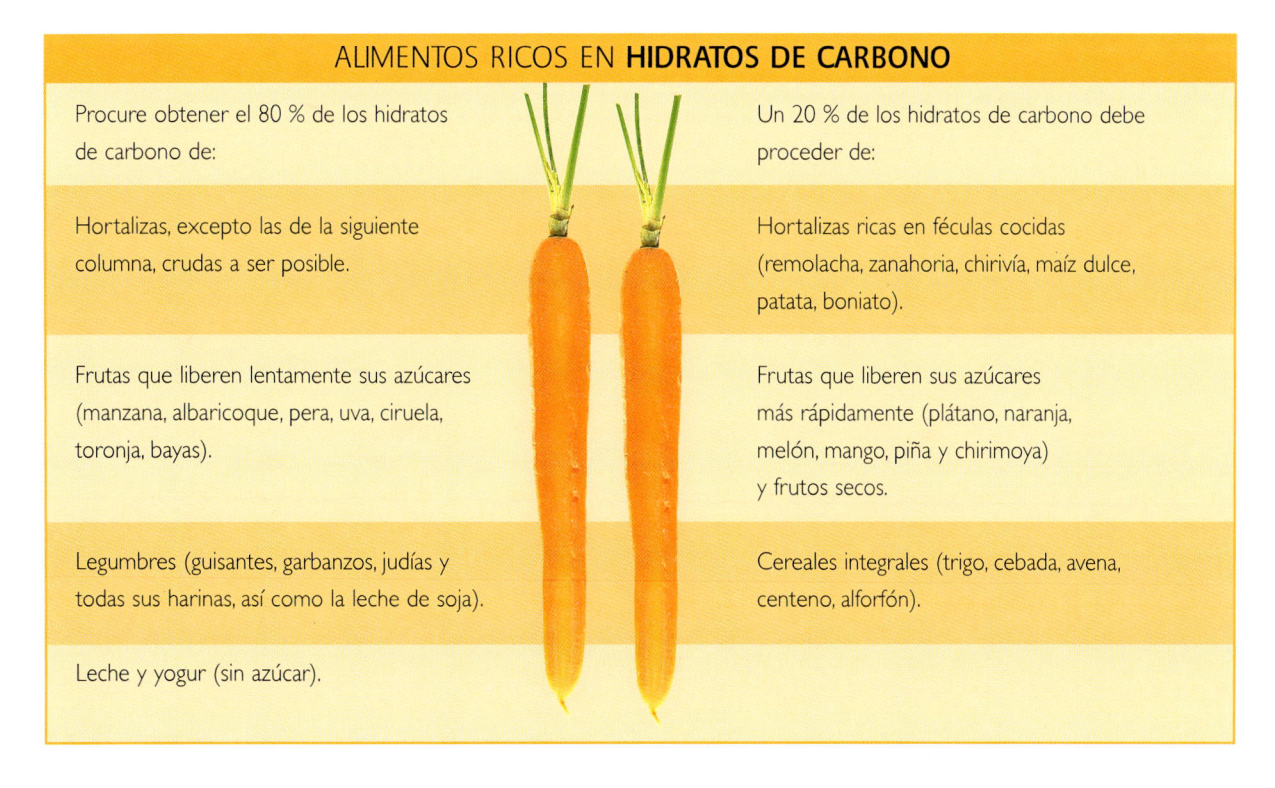

### ALIMENTOS RICOS EN **HIDRATOS DE CARBONO**

| Procure obtener el 80 % de los hidratos de carbono de: | Un 20 % de los hidratos de carbono debe proceder de: |
|---|---|
| Hortalizas, excepto las de la siguiente columna, crudas a ser posible. | Hortalizas ricas en féculas cocidas (remolacha, zanahoria, chirivía, maíz dulce, patata, boniato). |
| Frutas que liberen lentamente sus azúcares (manzana, albaricoque, pera, uva, ciruela, toronja, bayas). | Frutas que liberen sus azúcares más rápidamente (plátano, naranja, melón, mango, piña y chirimoya) y frutos secos. |
| Legumbres (guisantes, garbanzos, judías y todas sus harinas, así como la leche de soja). | Cereales integrales (trigo, cebada, avena, centeno, alforfón). |
| Leche y yogur (sin azúcar). | |

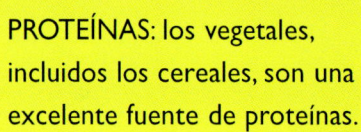

**PROTEÍNAS:** los vegetales, incluidos los cereales, son una excelente fuente de proteínas.

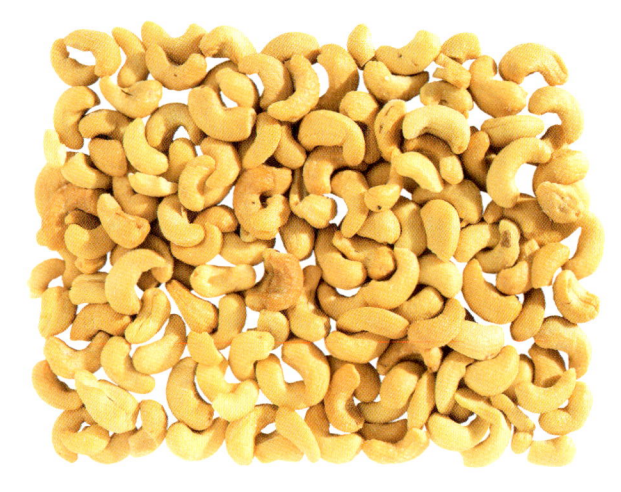

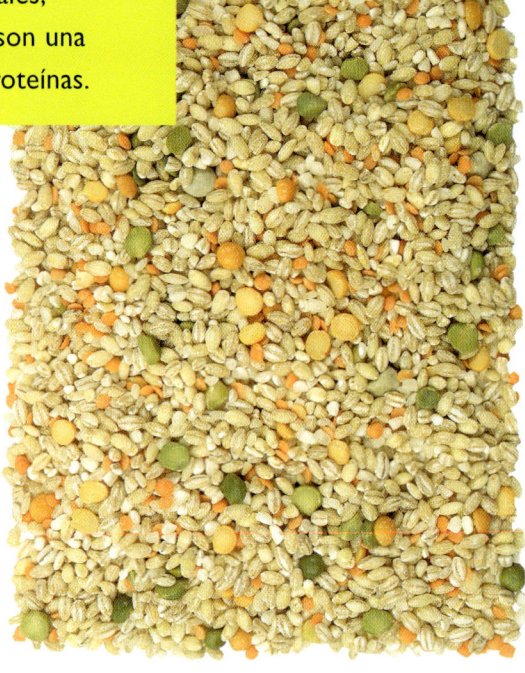

## Proteínas

Las proteínas son una parte esencial de cualquier dieta sana. Contrariamente a los hidratos de carbono y a las grasas, las proteínas deben consumirse a diario, excepto durante breves períodos de ayuno, ya que sus componentes básicos, los aminoácidos, no pueden almacenarse en el organismo. Cuando dejamos de crecer, la necesidad de proteínas queda bastante limitada, exceptuando los períodos de gestación y lactancia. En los países occidentales, es prácticamente imposible padecer una carencia de proteínas. La mayoría de los aminoácidos necesarios para distintas funciones pueden obtenerse de otros aminoácidos que se encuentran en el organismo, si bien existen unos cuantos que deben obtenerse de la dieta. Son los que se suelen denominar «aminoácidos esenciales».

Las cantidades de estos aminoácidos pueden variar enormemente de unos alimentos a otros. Es por ello que debemos tomar proteínas de diferentes fuentes para obtener una cantidad suficiente de cada aminoácido esencial.

Incluso las fuentes proteicas animales no siempre contienen la mejor proporción posible de aminoácidos, y es muy aconsejable que los no vegetarianos consuman proteínas de origen vegetal, especialmente de los cereales, además de carne, pescado y huevos. Los cereales contienen un aminoácido denominado metionina, que puede encontrarse en dosis relativamente bajas en las proteínas de origen animal o en las procedentes de otros vegetales. La metionina es absolutamente vital para que el hígado pueda realizar la depuración y sus otras funciones.

Los vegetarianos que no consumen ningún producto de origen animal deben procurar tomar como mínimo dos tipos distintos de proteínas vegetales a diario (véase recuadro), preferiblemente en cada comida. La mayoría de las proteínas vegetales son deficientes en al menos uno de los aminoácidos esenciales. Algunas excepciones son la soja y sus derivados, como el tofu, la quínoa, el mijo y las micoproteínas (comercializadas en forma de *quorn*). De todos modos, aunque se consuman estos alimentos, sigue siendo aconsejable tomar proteínas de más de una fuente.

## LAS PROTEÍNAS Y LA DEPURACIÓN

Los alimentos proteicos sugeridos en los programas depurativos de este libro prácticamente no están procesados, y debe seguir consumiéndolos durante su programa de mantenimiento. Ello significa que sólo debe tomar de vez en cuando alimentos ahumados como carne, pescado, tofu o queso, carnes curadas, como el bacón y alimentos ricos en grasas o que contengan conservantes, como la mayoría de las salchichas. Procure adquirir carnes y pescados que aún sean reconocibles como una parte del animal original, en lugar de alimentos procesados, ya que pueden contener ingredientes desconocidos y conservar muy poco del producto primitivo.

## ¿CUÁNTAS PROTEÍNAS NECESITO?

Aunque parezca extraño, la respuesta a esta pregunta no se sabe a ciencia cierta. Una gran parte de los estudios realizados van encaminados a evitar una carencia de proteínas, en lugar de intentar determinar cuál es la ingesta más saludable. Por el momento, los científicos recomiendan ingerir diariamente 0,75 g de proteínas por cada kilo de peso. Puesto que se desconocen los efectos de un consumo excesivo de proteínas, actualmente se recomienda no tomar más del doble de esta cantidad.

### FUENTES VEGETALES DE PROTEÍNAS

**Cereales integrales**, como trigo, avena y cebada.
**Legumbres**, como judías, guisantes y lentejas.
**Frutos secos**, como almendras, pacanas y anacardos.
**Semillas**, como las de calabaza y girasol y ajonjolí.

### PROTEÍNAS DE ALGUNOS ALIMENTOS

Cada una de estas raciones contiene unos 12 g de proteínas:

60 g de carne magra
60 g de pescado
45 g de queso cheddar
100 g de huevos
400 ml de leche desnatada
100 g de copos de avena (crudos)
100 g de trigo inflado
130 g de pan integral
60 g de cacahuetes
100 g de nueces
100 g de nueces del Brasil
60 g de semillas de girasol
60 g de tofu (puede variar: lea la etiqueta)
170 g de judías pintas (cocidas)

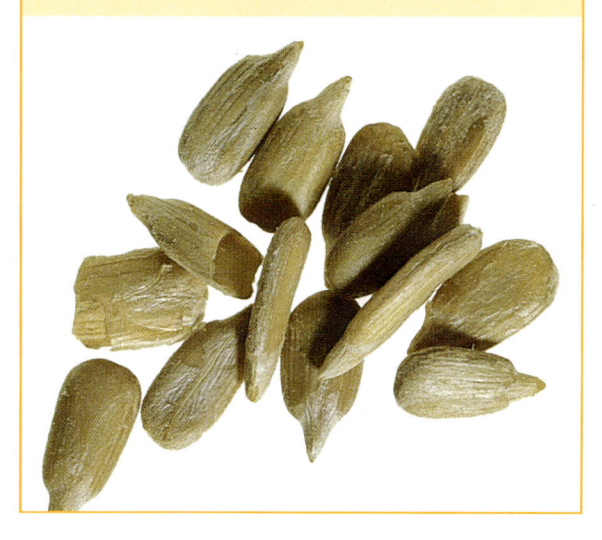

> **AYUDE A SU CEREBRO:** tome pescado azul dos veces por semana, y pequeñas cantidades de frutos secos y semillas de forma regular.

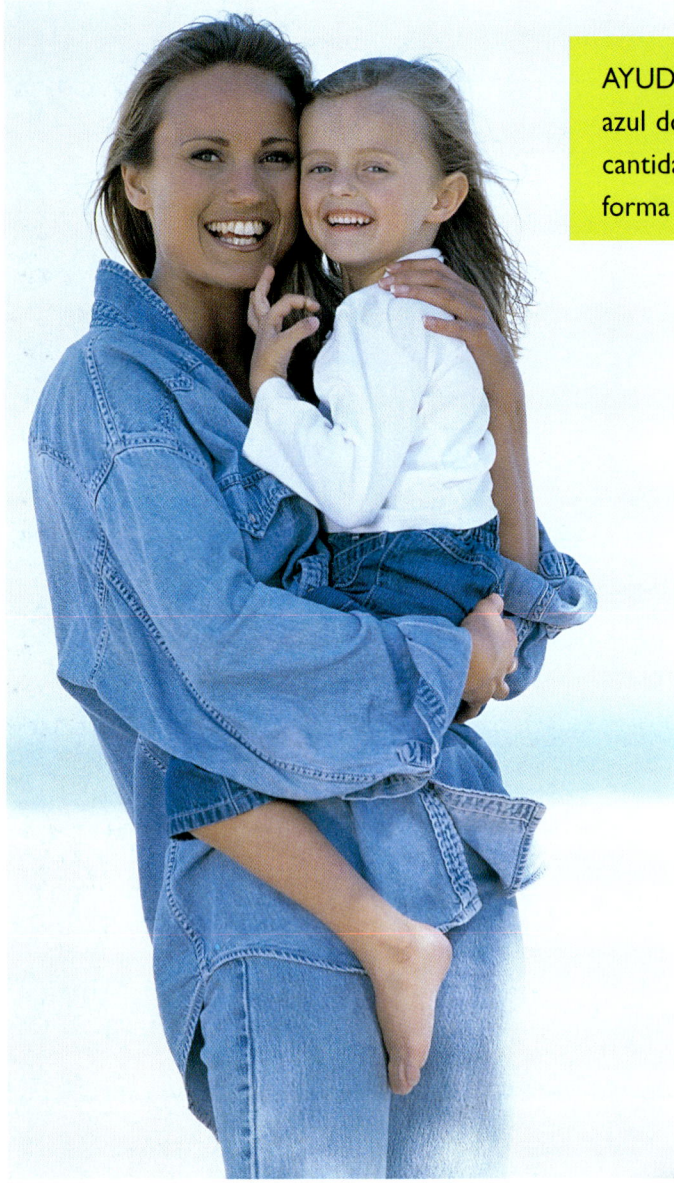

## Grasas

Durante los últimos años, la grasa ha tenido muy mala prensa. Este hecho no está totalmente justificado, ya que la grasa es una parte esencial de una dieta sana. Se halla presente en la pared de todas las células, mantiene la piel impermeable y es vital para el buen funcionamiento del sistema nervioso, incluido el cerebro, y también para que puedan absorberse las vitaminas liposolubles de la dieta. Desgraciadamente, la grasa también es rica en calorías y puede acumularse fácilmente en el organismo, en ocasiones en las paredes arteriales, pudiendo llegar a bloquearlas. Es necesario limitar la ingesta de grasa para reducir el riesgo de padecer trastornos cardíacos y evitar ganar peso.

Existen varios tipos de grasa: las grasas saturadas, que por lo general son sólidas a temperatura ambiente, y las grasas insaturadas, que normalmente son blandas a temperatura ambiente y suelen denominarse aceites. Las más peligrosas para la salud son las grasas saturadas, por lo que deben tomarse muy de vez en cuando.

Las grasas insaturadas son denominadas a veces «grasas buenas», y las hay de dos tipos: monoinsaturadas y poliinsaturadas. Se cree que las grasas monoinsaturadas protegen en cierta medida contra las afecciones cardíacas. Son además las más adecuadas para cocinar, ya que no suelen sufrir cambios químicos al calentarse.

Las grasas poliinsaturadas tienden a sufrir cambios químicos al ser expuestas a la luz, al calor, al aire y a otras sustancias químicas. Cuando se procesan, por ejemplo, en la fabricación de la margarina, pueden producirse cambios químicos que generan «transgrasas» difíciles de descomponer por el organismo, que pueden bloquear las arterias y llegar a ocasionar trastornos cardíacos.

## GRASAS ESENCIALES

Algunos tipos de grasa poliinsaturada se denominan «esenciales», ya que deben consumirse en la dieta. La mayor parte procede de la familia omega-6. Otra familia que se encuentra en una menor proporción, si bien es vital, es la formada por las grasas omega-3. Los científicos creen cada vez más que es esencial que exista un equilibrio entre ambas. Este equilibrio se ve perturbado por los métodos modernos de cría de los animales y por los procesos que se aplican a los alimentos, en los que se eliminan las escasas grasas omega-3 porque se vuelven rancias fácilmente. Las grasas omega-6 se encuentran en abundancia en las dietas modernas.

## LAS GRASAS ESENCIALES Y LA DEPURACIÓN

Las grasas esenciales tienen un papel vital en la depuración. Favorecen el sistema inmunológico, evitan las ansias de comer, mantienen un nivel de azúcar en sangre estable, mitigan la fatiga y mantienen un nivel constante de energía. Además, estas grasas ayudan a mantener la piel suave y joven, combaten la depresión y pueden reducir el riesgo de padecer cáncer.

## ¿QUÉ TIPO DE GRASAS CONSUME?

Los alimentos grasos contienen una mezcla de tipos de grasa diferentes. La tabla inferior muestra los principales tipos de grasa presentes en algunos alimentos comunes. Los alimentos que contienen grandes cantidades de ambos tipos de grasa aparecen en más de una columna.

## ¿CUÁNTA GRASA ES NECESARIA?

La ingesta de grasa ideal consiste probablemente en un 25-30 % de las calorías consumidas. Por ejemplo, si toma usted 2.000 calorías diariamente, deberá consumir entre 55 y 66 g de grasa. Para mantener una buena ingesta de grasas omega-3, puede tomar pescado azul una o dos veces por semana y/o usar aceite prensado en frío de linaza o de colza. Este último puede mezclarse a partes iguales con mantequilla para conseguir un producto fácil de untar y libre de transgrasas.

### ¿QUÉ TIPO DE **GRASAS** CONSUME?

| Grasas saturadas | Grasas monoinsaturadas | Grasas poliinsaturadas ||
|---|---|---|---|
| | | Grasas omega-3 | Grasas omega-6 |
| Mantequilla | Aceite de oliva | Aceite de pescado | Aceite de maíz |
| Grasa de carne roja | Aceite de colza | Aceite de linaza | Aceite de alholva |
| Aceite de palmera | Aceite de aguacate | Aceite de colza | Aceite de algodón |
| Aceite de coco | Aceite de cacahuete | Aceite de nuez | Aceite de soja |
| Manteca de cacao | | Aceite de soja | Aceite de cacahuete |
| | | | Aceite de ajonjolí |
| | | | Aceite de pepita de uva |
| | | | Aceite de borraja |
| | | | Aceite de onagra |

# Vitaminas y minerales

Las vitaminas y minerales son denominados micronutrientes, ya que son necesarios en pequeñas cantidades. Sin embargo, son imprescindibles para el buen funcionamiento de los procesos bioquímicos del organismo.

## VITAMINAS

### VITAMINA A (RETINOL Y BETACAROTENO)
**Se encuentra en:** el aceite de hígado de pescado, la clara del huevo y la leche entera, y, como betacaroteno, en las hortalizas y las frutas de color amarillo y anaranjado.
**Necesaria para:** la salud de los ojos (incluida la visión nocturna) y para combatir infecciones.

### VITAMINA B1 (TIAMINA)
**Se encuentra en:** los cereales integrales y sus derivados, las semillas de girasol, el marisco y las judías.
**Necesaria para:** la salud del sistema nervioso y la fertilidad.

### VITAMINA B2 (RIBOFLAVINA)
**Se encuentra en:** el hígado, el queso, los huevos, las almendras y las verduras.
**Necesaria para:** la salud del pelo, la piel y las uñas, y también para la vista.

### VITAMINA B3 (NIACINA)
**Se encuentra en:** los frutos secos, los huevos, la leche, el hígado, la harina de soja, la mantequilla de cacahuete, las patatas y los aguacates.
**Necesaria para:** la salud de la piel y el tracto digestivo y la producción de hormonas.

### VITAMINA B5 (ÁCIDO PANTOTÉNICO)
**Se encuentra en:** los frutos secos, el germen de trigo, las legumbres, los huevos y las verduras.
**Necesaria para:** la producción de hormonas y la salud de la piel, los músculos y los nervios.

### VITAMINA B6 (PIRIDOXINA)
**Se encuentra en:** los menudillos, las semillas de girasol, el germen de trigo, las judías, los huevos y el hígado.
**Necesaria para:** la salud del sistema inmunológico y el equilibrio de los cambios hormonales en las mujeres.

### VITAMINA B12
**Se encuentra en:** el hígado, el pescado azul y la clara de huevo.
**Necesaria para:** prevenir la anemia, las infecciones y el deterioro mental en la vejez.

### VITAMINA C
**Se encuentra en:** la fruta y las hortalizas frescas.
**Necesaria para:** combatir las infecciones, la mala cicatrización de las heridas y los trastornos cardíacos.

### VITAMINA D (CALCIFEROL)
**Se encuentra en:** el aceite de hígado de pescado, las verduras, las setas, los huevos, la leche y la mantequilla.

**Necesaria para:** la salud del corazón y el sistema nervioso.

## VITAMINA E (TOCOFEROL)
**Se encuentra en:** el aceite de germen de trigo, los frutos secos, las semillas y los cereales integrales.
**Necesaria para:** la salud de las membranas celulares, la fertilidad, la resistencia y la prevención de los cambios provocados por la vejez.

## VITAMINA K:
**Se encuentra en:** las verduras, el queso y el hígado.
**Necesaria para:** la salud de los huesos y de los dientes.

## ÁCIDO FÓLICO
**Se encuentra en:** las verduras, la fruta, los cereales integrales, el hígado y la leche.
**Necesario para:** prevenir la anemia, los trastornos cardíacos y las anomalías congénitas.

# MINERALES

## CALCIO
**Se encuentra en:** el agua dura, la leche, el queso, las verduras, las semillas y los frutos secos.
**Necesario para:** la salud de los huesos, los dientes y los músculos.

## COBRE
**Se encuentra en:** el marisco, las legumbres, las aceitunas y los frutos secos.
**Necesario para:** la sangre y los sistemas nervioso y óseo.

## CROMO
**Se encuentra en:** la clara de huevo, la melaza, la carne roja, el vino, los cereales integrales y las hortalizas.
**Necesario para:** mantener un nivel correcto de azúcar en sangre y colesterol.

## HIERRO
**Se encuentra en:** el hígado, la carne roja, los cereales integrales, las legumbres y las verduras.
**Necesario para:** prevenir la anemia.

## MAGNESIO
**Se encuentra en:** los frutos secos, los cereales integrales, la fruta, las verduras y el agua dura.
**Necesario para:** el funcionamiento normal de los músculos, regular la presión sanguínea y prevenir la fatiga.

## POTASIO
**Se encuentra en:** la fruta, las hortalizas, el salmón y el cordero.
**Necesario para:** la salud de los huesos y también para combatir la fatiga y la debilidad muscular.

## SELENIO
**Se encuentra en:** las nueces del Brasil, el marisco, los cereales integrales y los huevos.
**Necesario para:** combatir las infecciones y depurarse.

## SODIO
**Se encuentra en:** la sal y los alimentos salados.
**Necesario para:** regular el agua del organismo.

## YODINA
**Se encuentra en:** el pescado y las algas.
**Necesaria para:** el funcionamiento eficaz de la glándula tiroidea.

## ZINC
**Se encuentra en:** el marisco, los cereales integrales, los frutos secos y las semillas.
**Necesario para:** combatir las infecciones, reparar las heridas y tener una función sexual normal.

# Índice de términos

**A**

ácido fólico 122
ácido pantoténico 122
adelgazar 27, 57, 85
adicciones 16, 20, 32
    depuración química 34-43
aditivos alimentarios 13
agua
    beber 20
    hidroterapia 94-97
ajo 78
albaricoques 79
alcachofa 78
alcohol 38-39
alergias alimentarias 88
alfalfa 63, 78
alholva 63
aliento, mal 83
alimentos y bebidas 10-12, 14, véase también dieta
aminoácidos 118
apio 78
aromaterapia 96-97
automasaje 67
ayuno 27, 48, 49
    miniayunos 70, 71
azúcar 117
    fructosa 79
    no refinado 36-37

**B**

baños 96-97
bardana 74
bayas 79
betacaroteno 122
bioquímica 10
brotes 63

**C**

cafeína 34-35
calciferol 123
calcio 123
calorías vacías 20, 39
candidiasis 86-87
canela 74
carbohidratos 117
cardo mariano 76
carga total 12
carotenoides 44
cebolla 78
cereales, tiempos de cocción de los 55
cobre
colon, irrigación del 27
concentración, pérdida de 85
contaminación 12
cromo 36, 123
crucíferas 78
cuestionario 22-23
cúrcuma 76

**D**

Depuración en 9 días 30
    preparación 58
    programa diario 58
    primer y segundo días 60
    del tercer al octavo días 61
    noveno día 62
    leches y cremas de frutos secos 55

suplementos nutricionales 74, 80-81
depuración estacional 113
depuración mental 98, 114
depuración química 30-31
    alcohol 38-39
    cafeína 34-35
    drogas y fármacos 40-41
    azúcar refinado 36-37
    tabaco 42-43
depuración, ayudas para la 32, 74-81
depuración, programas de 7, 20, 24-27
    Limpieza en 30 días 44-56
depuración química 30-31, 34-43
    elección del programa 30
    consultar al médico 31
depurativo, sistema 12, 18-20
deshidratación 20
diabetes 36
diarios 33
    miniayunos 70, 71
    monodietas 70, 71-72
    Depuración en 9 días 58-62
    efectos secundarios 31-32, 82-85
    Programa de fin de semana 64-68
diarrea 85
diente de león 74-75
dieta 10-12, 14
    candidiasis 86-87
    alergias e intolerancias alimentarias 88-89
    mantenimiento de un bajo nivel de toxinas 114-123

digestivo, aparato 18
dolor de cabeza 83
drogas y fármacos 40-41
duchas 94-96

**E**
efectos secundarios 25, 31-32, 82-85
ejercicio 90-91, 114
   yoga 92-93
ejercicio aeróbico 91
energía electromagnética 109
ensaladas, aliños para 60
entorno 15
   hogar 106
   limpieza baja en toxinas 108-109
   purificación 104
epsomita, baño con 96
especias y hierbas 74-76
estiramientos 90
estreñimiento 85

**F**
fibra 116
flotación, terapia de 100
frijoles chinos 63
frío 82
fructosa 79
fruta 79
frutas, zumos de 64
fumar 42-43, véase también tabaquismo

**G**
girasol, semillas de 63
grasas 120-121
grasas esenciales 121
grasas monoinsaturadas 120
grasas poliinsaturadas 120-121

grasas saturadas 120-121
guisantes 63

**H**
hidrastis 75
hidroterapia 94-97
hierbas 74-76
   tisanas de 76-77
hierro
hígado 18-19
hinojo 75
hipoglucemia 36
hogar, purificación del 106-107
hortalizas 78

**I**
insomnio 84
intolerancias alimentarias 88-89

**J**
jardín, regeneración del 107
jengibre 74-75

**K**
kiwi 122

**L**
lengua áspera 83
lengua de vaca 76
lentejas 63
Limpieza en 30 días 30, 44
   comidas y bebidas 44-46
   programa diario 47
   plan de emergencia 46
   plan intensivo 48-49
   preparación 46
   primera semana 50-51
   segunda semana 52-53

   tercera semana 54
   cuarta semana 56
limpieza sin toxinas 108-109
linaza 75
lúpulo 75

**M**
magnesio 123
mantenimiento de un bajo nivel de toxinas 112
   ejercicio físico 114-115
   dieta 116-123
   entorno 104-109
   depuraciones de mantenimiento 112-113
manzanas 79
manzanilla 74
medicamentos 13, 40-41
meditación 102, 114
   relajación 100-101
   visualización 102-103
melocotón 79
minerales 122-123
   suplementos 80-81
miniayunos 30, 49, 70-71
monodietas 30, 49, 70-72
mostaza 63

**N**
náuseas 83
niacina 122

**O**
olmo 76

**P**
papaya 79
perejil 78

piel 19
   cepillarse la 94
   erupciones cutáneas 83
pino, corteza de 76
piña 79
piridoxina 122
plantas 104
potasio 123
   caldo de 49
Programa de fin de semana 30, 64
   zumos 64, 69
   preparación 66
   viernes a lunes 66-68
proteínas 118-119
*psyllium* 76
puerro 78
pulso cardíaco 91

## R
rábano 63
regímenes dietéticos
   ayudas para la depuración 74-81
   miniayunos 70-71
   monodietas 70-72
   Depuración en 9 días 58-62
   efectos secundarios 31-32, 82-85
   Programa de fin de semana 64-68
relajación 100-101
remolacha 78

respiración alterna 92-93
retinol 122
riboflavina 122
riñones 20
romero 76

## S
sal, masaje y baño con 96
Saludo al sol 93
salvia 76
sandía 79
selenio 123
semillas
   leche 55
   brotes 63
síntomas de abstinencia 25, 31-32, 82-85
sodio 123
sudor 19, 83
sustancias químicas, véase toxinas

## T
tabaco 16, 25-26, 107
   depuración del 42-43
tabaquismo pasivo 42
tiamina 122
tocoferol 123
tolerancia 16
toronja 79

toxinas 6, 10, 12-13
   de interior 106
   reacción del organismo a las 16
   sistema depurativo 18-20
   y estilo de vida 14-15
tránsito intestinal, cambios en el 85

## U
uvas 79

## V
valeriana 76
vino 39
visualización 102-103
vitamina C 44
vitaminas 122-123
   suplementos 80-81

## Y
yodina
yoga 92-93

## Z
zanahoria 78
zinc 123
zumo de hortalizas 64, 69
zumos 64, 69

# Créditos de las ilustraciones

Copyright © de las fotografías:

Cubierta (i) Don Lowe/Gettyone Stone
Cubierta (d) Powerstock Zefa
Pág. 3 Charles Thatcher/Gettyone Stone
Pág. 7 The Photographers Library
Pág. 11 (ai) Jeremy Walker/Science Photo Library
Pág. 11 (ad) Mike McQueen/ Gettyone Stone
Pág. 13 Megumi Miyatake/Telegraph Colour Library
Pág. 15 Antonio Mo/Telegraph Colour Library
Pág. 17 The Photographers Library
Pág. 19 The Photographers Library
Pág. 21 John Slater/Telegraph Colour Library
Pág. 24 Powerstock Zefa
Pág. 25 The Photographers Library
Pág. 26 Powerstock Zefa
Pág. 31 Michelangelo Gratton/Gettyone Stone
Pág. 33 Stuart McClymont/Gettyone Stone
Pág. 34 Beth Ava/Telegraph Colour Library
Pág. 35 Powerstock Zefa
Pág. 37 Powerstock Zefa
Pág. 38 Paul Viant/Telegraph Colour Library
Pág. 40 Richard Laird/Telegraph Colour Library
Pág. 43 Powerstock Zefa
Pág. 48 James Darell/Gettyone Stone
Pág. 51 Chris Harvey/Gettyone Stone
Pág. 53 James Darell/Gettyone Stone
Pág. 54 Chris Craymer/Gettyone Stone
Pág. 57 Dennis O'Clair/Gettyone Stone
Pág. 58 J. P. Fruchet/Telegraph Colour Library
Pág. 62 The Photographers Library
Pág. 65 Neo Vision/Photonica
Pág. 67 Paul Viant/Telegraph Colour Library
Pág. 76 James Darell/Telegraph Colour Library
Pág. 80 Dennis O'Clair/Gettyone Stone
Pág. 81 The Photographers Library
Pág. 82 Dale Durtee/Gettyone Stone
Pág. 84 The Photographers Library
Pág. 86 Powerstock Zefa
Pág. 89 The Photographers Library
Pág. 90 Powerstock Zefa
Pág. 91 J. P. Lefret/Powerstock Zefa
Pág. 92 The Photographers Library
Pág. 95 Chris Craymer/Gettyone Stone
Pág. 96 Gettyone Stone
Pág. 97 (d) Peter Nicholson/Gettyone Stone
Pág. 98 Powerstock Zefa
Pág. 99 The Photographers Library
Pág. 101 Chris Craymer/Gettyone Stone
Pág. 103 Anthony Marsland/Gettyone Stone
Pág. 107 The Photographers Library
Pág. 113 Powerstock Zefa
Pág. 115 Powerstock Zefa
Pág. 120 Powerstock Zefa

El resto de fotografías que aparecen a lo largo del libro pertenecen a © Collins & Brown.